EBERS

翻开生命新篇章

痛在你身

如何面对孩子的身心疼痛

From Everyday Aches to Chronic Conditions

When Children Feel Pain

[美] 蕾切尔·R. 皮奇曼
Rachel Rabkin Peachman

[美] 安娜·C. 威尔森
Anna C. Wilson

主译
王宪强　董春娟　魏志萍

科学普及出版社
·北 京·

图书在版编目（CIP）数据

痛在你身：如何面对孩子的身心疼痛 / (美) 蕾切尔·R.皮奇曼 (Rachel Rabkin Peachman)，(美) 安娜·C.威尔森(Anna C. Wilson)原著；王宪强，董春娟，魏志萍主译. — 北京：科学普及出版社,2023.8

书名原文：WHEN CHILDREN FEEL PAIN: From Everyday Aches to Chronic Conditions

ISBN 978-7-110-10613-6

Ⅰ.①痛… Ⅱ.①蕾… ②安… ③王… ④董… ⑤魏… Ⅲ.①小儿疾病—疼痛—诊疗 Ⅳ.① R729

中国国家版本馆 CIP 数据核字 (2023) 第 079407 号

著作权合同登记号：01-2023-2024

When Children Feel Pain: From Everyday Aches to Chronic Conditions
By Rachel Rabkin Peachman and Anna C. Wilson
Copyright © 2022 by the President and Fellows of Harvard College
Published by arrangement with Harvard University Press through Bardon-Chinese Media Agency
Simplified Chinese translation copyright © 2023 by Popular Science Press (China Science and Technology Press) Co., Ltd. ALL RIGHTS RESERVED

策划编辑	王　微　焦健姿	
责任编辑	王　微	
文字编辑	张　龙	
装帧设计	佳木水轩	
责任印制	李晓霖	

出　　版	科学普及出版社
发　　行	中国科学技术出版社有限公司发行部
地　　址	北京市海淀区中关村南大街 16 号
邮　　编	100081
发行电话	010-62173865
传　　真	010-62179148
网　　址	http://www.cspbooks.com.cn

开　　本	880mm×1230mm　1/32
字　　数	176 千字
印　　张	8.5
版　　次	2023 年 8 月第 1 版
印　　次	2023 年 8 月第 1 次印刷
印　　刷	北京盛通印刷股份有限公司
书　　号	ISBN 978-7-110-10613-6/R·916
定　　价	68.00 元

（凡购买本社图书，如有缺页、倒页、脱页者，本社发行部负责调换）

译者名单

主　　译　王宪强　解放军总医院儿科医学部小儿外科

　　　　　董春娟　天津市儿童医院儿内科

　　　　　魏志萍　北京科技大学外国语学院

副主译　张晶卉　山东大学齐鲁医院儿科

　　　　　闫秋霞　山东大学第二医院儿科

　　　　　胡琳燕　解放军总医院第一医学中心儿科

　　　　　夏　俏　解放军总医院儿科医学部小儿外科

译　　者　王　莉　山东大学第二医院儿科

　　　　　沈芳芳　天津市儿童医院儿科

　　　　　东丽丽　天津市儿童医院儿科

　　　　　何　文　解放军总医院第一医学中心儿科

　　　　　刘丽英　首都医科大学宣武医院儿科

　　　　　杨夕樱　解放军总医院第一医学中心儿科

　　　　　任向芳　解放军总医院儿科医学部儿童肿瘤科

　　　　　李丹丹　河北省儿童医院儿科

　　　　　李　磊　解放军总医院儿科医学部新生儿科

　　　　　李　哲　解放军总医院第七医学中心麻醉科

　　　　　司龙妹　北京大学第一医院泌尿外科

刘鸿儒　北京科技大学外国语学院

于　滢　解放军总医院儿科医学部小儿外科

史素慧　解放军总医院第七医学中心麻醉科

孙　怡　解放军总医院第七医学中心麻醉科

沙笑伊　解放军总医院第七医学中心麻醉科

田昌平　解放军总医院第七医学中心麻醉科

郝雪梅　解放军总医院第七医学中心麻醉科

余珍珠　解放军总医院儿科医学部小儿外科

张丽娟　解放军总医院儿科医学部小儿外科

陈丽娜　解放军总医院儿科医学部小儿外科

刘阳暖　解放军总医院儿科医学部小儿外科

邢国栋　解放军总医院儿科医学部小儿外科

内容提要

　　孩子们多少都会经历疼痛，从打针的痛到危及生命的疾病所带来的痛。这时，他们会向成年人寻求帮助和安慰，但我们对孩子的疼痛却知之甚少，包括家长、老师、教练，甚至还有很多儿科医生和护士。在儿童感到疼痛时，屡获殊荣的科学和育儿记者蕾切尔和儿科疼痛专家安娜展示了最新的医学进展，将有助于我们缓解和治疗儿童的各类疼痛。

　　在儿童中，疼痛未被治疗或误诊的情况十分普遍。在美国，有近20%的儿童患有慢性疼痛，而30%～40%的12岁以上儿童，都曾报告过每周出现某种形式的疼痛。然而，只有一小部分儿童得到了适当治疗，这一点增加了他们在日后生活中与疼痛对抗的健康风险。就像两位著者在书中呼吁的那样，如果我们在生命早期（幼儿阶段）给予疼痛应有的关注，就可以最大限度地减少短期疼痛，阻止长期慢性疼痛问题的发展。

　　无论你是父母、医护人员、教师，还是其他照顾孩子的人，本书都可以教你如何帮助孩子应对疼痛。围绕儿童疫苗接种和阿片类药物，著者澄清了流言和恐惧，介绍了一系列有效缓解疼痛的新策略，从认知行为疗法到父母可操作的舒缓技术。帮孩子解决疼痛，不仅是照护行为的核心，更是维护终身健康的基础。

献给我的父母，埃里克·拉普金和伊丽莎白·拉普金。

——蕾切尔

致我的父母，菲利普·朗和玛丽·朗。

——安娜

目 录

痛在你身：如何面对孩子的身心疼痛

引　言

孩子的痛，不容忽视

如何解决儿童疼痛及疼痛的长期影响

一个 6 个月大的婴儿正躺在儿科诊室操作台上，准备接受疫苗注射，"这儿，这儿！只会疼一下！"护士说。护士打疫苗的时候，男婴尖叫出来，伸手让坐在诊室另一端的妈妈抱。

一天早上，一个 5 岁孩子在上学前说肚子疼，他的妈妈拍着他的背说："听到你说你肚子疼，我很难过，不过我们要迟到了，咱们快走！"

一个 10 岁的女孩和她的父亲在急诊室待了一整天后离开了，骨科医生给她的一只胳膊打上了全新的石膏，但是在她离开医院的时候，没有人告诉孩子的父亲该如何处理女孩那阵阵的疼痛。

一个 14 岁的女孩告诉她的儿科医生，放学后，她每周至少有两天头痛。医生检查了她的耳道，问道："你学习怎么样？"医生继续说，"头疼可能与压力有关。"

一个 18 岁的少年在足球场上被绊倒了，他痛苦地握住自己的脚踝。他的教练朝他喊道，"走一走就好了！快回原位！"

乍一看，这些小插曲似乎不值得我们担心。小孩总会受伤、疼痛，很快就恢复过来了，不是吗？安慰性地拍拍后背、好意地喊出你的鼓励，或者给他们贴一块创可贴就行了。但是你如何知道这些方法是否处理了疼痛？无论大伤小痛，疼痛的经历到底会给孩子们带来什么样的影响？

很多成年人是不知道的。实际上，包括父母、医生、心理学家在内的多数人都不知道疼痛对孩子正在发育的神经系统会带来什么样的短期或长期影响。很少有人意识到，许多儿童经历经常性疼痛（recurrent pain）或慢性疼痛，这些疼痛严重扰乱他们的生活，这些疼痛会持续到他们成年。

孩子的痛苦经常会被忽视，被低估，甚至公然无视。上面提到的几个小插曲就是最典型的例子。这些疼痛的例子非常常见。每天在全国各地，在家里，在医疗机构，在操场上，在任何地方，儿童的疼痛常被大人忽视。这并不是因为大人不爱孩子，也不是因为人们无法获得医疗保健服务（尽管有时这也是一个因素）。而是因为人们对疼痛，尤其是儿童的疼痛知之甚少。当人们不了解疼痛的时候，就会忽视它，不会恰当地应对疼痛，由此可能造成深远且持久的伤害。

我们想改变这种状况，所以共同撰写了本书，以阐明儿童早期的疼痛感受对他们影响深远，并能影响他们将来对疼痛的感知以及他们的整体发育。但我们传达的信息并不是消极无望的。相反，我们将证明成年人可以做很多，不能只是袖手旁观，为了孩子，也为了我们自己。无论你是父母、祖父母、医护人员、教师，还是任何一个关心儿童的人，在如何应对和处理疼痛方面，你能够影响孩子，你现在对他们的影响可以帮助他们一生。本书将教你们如何去做，并提供一些资源，让你们把处理儿童疼痛问题当作重中之重。第一步是承认儿童需要更好的疼痛管理。随着你的阅读，接下来要做的事情就会更加清晰，我们希望你受到启发，行动起来。

疼痛儿童：孩子备受煎熬却被忽略

近年来，医学界、政策制定者和新闻媒体已经开始意识到成人疼痛的严重性并开始着手解决。根据最新的估测，约有7000万美国成年人经历慢性疼痛（通常定义为持续超过12周的疼痛），这个数据意味着受其影响的人数超过了糖尿病、心脏病和癌症患者的总和。慢性疼痛除了造成巨大的身体和精神痛苦外，每年还使美国在生产力和医疗方面损失5000多亿美元。它还助长了人们对阿片类镇痛药物的广泛依赖。据统计，每天有130例药物过量死亡与此类药物有关。但并非只有成年人在遭受疼痛，据统计，美国有5%的儿童经历中度到重度的慢性疼痛，每年花费约195亿美元。

蕾切尔对这种痛苦再熟悉不过了，她8岁时被诊断为脊柱侧弯，因此，她8—16岁一直穿戴背托。后来几年，她遭受了越来越难以忍受的背痛、肌肉痉挛和神经性疼痛。疼痛一点一点地、悄无声息地侵入她的身体。几十年来，她一直在寻医问药，向医生、理疗师和各类全身疗法治疗师寻求帮助，疼痛却根本没有得到缓解，她很沮丧。疼痛使她感到绝望，与此同时，太多人也在经历这种无尽的痛苦。

为什么患者很难找到治疗疼痛的合适方法？首先，一线的医疗专业人员（内科医生、家庭医生和外科医生），几乎没有接受过疼痛治疗的培训。除非他们是专业的疼痛科医师，否则大多数医科学生只接受1～6小时的疼痛治疗学习。甚至连兽医学校的学生在如何减轻动物疼痛方面的课程，都比这些将来要治疗人类疼痛的医生的课程要多得多。因此，对于许多临床医生来说，疼痛治疗变成了处方镇痛药，如阿片类药物，这些药物长期使用会产生耐药性，也会造成成瘾。幸亏有研究人员、专业协会（国际疼痛研究协会和美国疼痛医学学会）、患者倡议团体（如美国慢性疼痛协会和美国疼痛基金会）和国家机构（如疾病控制和预防中心和国家卫生研究院）的努力，我们开始认识到，成人需要更好的镇痛治疗，不仅仅是靠药物治疗。2015年，由美国国立卫生研究院和卫生与人类服务部公布了《国家疼痛策略》，该策略将慢性疼痛定义为一种独立的疾病，并提供了解决成人疼痛的一种全面的应对方法，这是对一个被忽视太久的问题的重新认识。

然而，对儿童疼痛来说，情况仍然不容乐观。具体来说，在美国、加拿大和西欧国家，公众、医生，甚至家长对儿童的疼痛缺乏足够的认识。例如，虽然《国家疼痛策略》呼吁人们预防慢

　　　　　　　　痛在你身：如何面对孩子的身心疼痛

性疼痛，但里面甚至没有提到儿童疼痛。尽管几十年的研究表明，儿童疼痛非常普遍、会致残、代价沉重，而且儿童时期的慢性疼痛是成年期慢性疼痛的一个风险因素。

儿童疼痛不仅在国家层面，而且在个人层面都被忽视了。20多年来，在主要期刊上发表的多项研究表明，20%的儿童患有慢性疼痛，但其中只有小部分接受了帮助他们缓解疼痛的治疗，这并不是因为缺乏治疗方案。事实上，有无数个经过科学验证的治疗儿童疼痛的方法。然而，根据发表在《疼痛临床杂志》上的一项研究，即使患有慢性疼痛的儿童被转诊接受专门的疼痛治疗，如疼痛心理治疗或物理治疗，也只有不到50%的儿童接受这些治疗。这可能是由于现有的儿科疼痛专家人数有限，以及疼痛治疗（儿童和成人）的医疗保健覆盖面有限，或者其他障碍。

引人关注的是，研究还发现，遭受相同的疼痛状况，成人与儿童的治疗方式是不同的。从历史上看，成人接受的疼痛药物剂量至少是儿童的2倍。孩子年龄越小，给他提供的疼痛治疗越少。加州大学旧金山分校的贝尼奥夫儿童医院儿科疼痛医学和缓痛治疗主任，斯特凡·弗里德里希多夫说："一个17岁的青少年可以比一个17个月大蹒跚学步的婴儿接受更好的疼痛治疗，在同样疼痛的状况下，这个17个月大的婴儿又可以比17天大的婴儿接受更好的疼痛治疗。美国和西方国家的疼痛治疗糟糕透了。"

有很多原因导致儿童的疼痛治疗一直不被重视。第2章将简要且深入地探讨为什么会这样。这里需要注意的是，医学专业人员花了几十年的时间才接受儿童和成年人一样，可以强烈地感受到疼痛。就在 20 世纪 80 年代，婴儿还在接受没有使用麻醉或镇痛的侵入性手术（如心内手术），因为医生认为婴儿的神经系统还不够成熟，无法感知疼痛。虽然大量的科学研究已经证明这种假设是绝对错误的，但旧的习惯很难改掉，而且对于专注于处理手头疾病的医生来说，缓解孩子的疼痛往往是事后才想到的。即使在医疗专业人员能够意识到需要缓解儿童的疼痛，但他们也经常犹豫是否要给儿童服用强力镇痛药，因为他们担心会产生危险的不良反应，会损害发育中的大脑，还担心阿片类药物成瘾。（研究发现，在处理儿童疼痛时，这些担忧在很大程度上是没有根据的，我们将在后面的章节中讨论这个问题。）对于那些最终疼痛缓解不达标的病例，许多医生会给这个不足找借口，告诉自己婴儿和儿童以后不会一直记得这些疼痛。

但有证据表明，虽然婴儿和儿童可能不会有意识地记住痛苦的经历，但他们的神经系统肯定会。20 多年前的研究发现，早期遭受疼痛，以及临床医生和父母对疼痛的处理方式，会塑造孩子的神经通路。

1997 年，一项关于婴儿疼痛的最重要的研究发表在医学期刊《柳叶刀》（*The Lancet*）上。研究人员对三类婴儿进行了评估：①接受包皮环切手术但未接受疼痛治疗的男婴；②接受包皮环切和局部疼痛治疗的男婴；③没有进行包皮环切的男婴。研究人员记录下了这些婴儿在 4 个月和 6 个月大接受常规疫苗接种时的情况，以评估他们对短暂针刺疼痛的反应。然后，不了解这些婴儿背景的研究人员观看了录像，并根据婴儿的面部表情和哭泣时间对他们的疼痛反应进行了评分。研究发现，未接受包皮环切的婴儿在接种疫苗后哭得最少，哭得最多的婴儿是那些没有接受适当的疼痛处理而接受包皮环切的婴儿。这一发现表明，婴儿确实可以形成与疼痛有关的记忆（可能是潜意识的，但仍然是他们的记忆），这些记忆影响他们后来如何体验疼痛。这项研究还表明，当疼痛处理不当时，婴儿的神经系统会在随后每次接触疼痛时变得更加敏感，每次会比前一次更敏感。

许多其他的研究，尤其是那些涉及新生儿重症监护病房的婴儿的研究发现，在生命早期对疼痛的不当处理，实际上会改变大脑中的神经发育，并产生持久的生理影响——这不仅有可能使儿童对疼痛更敏感，还会增加他们患慢性疼痛的风险。一旦孩子患上慢性疼痛，疼痛可能会终身伴随孩子。高达 2/3 经历过慢性疼痛的儿童在成年后会继续有慢性疼痛。令人担忧的是，对于一些慢性患者来说，他们的疼痛经历开始得很早，通常是在医疗机构，这意味着在儿科医疗环境中改善疼痛治疗是减少成人慢性疼痛发生率的关键。

因此，对儿童疼痛治疗不足的惨痛后果，不仅限于儿童在特定时刻感到不适，而是会延伸到持久的伤害，因为这种经历会影响他们的神经发育。换句话说，你认为无关紧要的小错，却有可能产生更多的影响。

开拓性的儿科疼痛中心

　　幸运的是，有一些疼痛研究人员和临床医生知道如何治疗儿科疼痛，而且他们已经制订了治疗策略。在过去的20～30年里，这些专家致力于进一步了解儿童疼痛。有这样一个相对较小的医生群里，正努力地改变治疗儿童疼痛的现状。安娜就是其中的一员，她在俄勒冈州波特兰市俄勒冈健康与科学大学的儿科疼痛管理诊所工作。为了找到解决儿童疼痛的方案，她每天为患有慢性疼痛的儿童提供咨询，并研究疼痛对家庭的影响。安娜近距离见证了恰当的疼痛治疗时如何改变孩子和他们父母的生活的。遗憾的是，对于大多数家庭来说，获得这些治疗需要很长的时间。

　　以泰拉和她倒霉的轮滑课为例，将近9岁的时候，她在威斯康星州的一所学校上学。体育课上，她突然失去平衡，摔倒在地上。更不幸的是另一个在附近滑冰的学生摔倒在她身上，泰勒的左脚立刻感到一阵灼热的疼痛，但是这次受伤的诊治却花了很长的时间。

　　泰拉是一个体贴的女孩，脸上总是挂着轻松的微笑，但是自从受伤，她被迫停止了打篮球和参加舞蹈课。她回忆道，"我不能走路，不能在外面玩，也不能做任何事情。"她的母亲裴迪说："他们的家庭医生告诉我们先观察一段时间，嘱咐她要好好休息，并且用绷带包扎了脚。"后来医生又进行了物理治疗，但她的疼痛持续不断。

在接下来的几个月里，泰拉作了 X 线片、磁共振、CT 和血液检查，但没有任何迹象表明她有骨折、扭伤或其他明显的损伤。她的主要症状是疼痛，疼痛严重到她的脚无法承受任何压力，更不用说走路或跑步了。在学校里，她拄着拐杖行走，在家里，她只能爬行、单脚跳，或者让哥哥背着她去需要去的地方。她的母亲迫切地要帮她治好病，但是看过的那些医生都不知道到底是什么原因让她疼痛不止。"我不知道该怎么办，"裘迪回忆道，"看着泰拉痛苦挣扎这么久，令人心碎。如果我能替她遭受疼痛，我愿意和她互换位置。"

在经历了痛苦的一年半后，泰拉的骨科医生最终建议她去找弗里德里希斯多夫医生，后者当时是明尼苏达州儿童医院诊所的疼痛医学护理主任，医院距离泰拉家车程不算远。他和他的团队立即认识到泰拉的情况是复杂的区域疼痛综合征，这是外周和中枢神经系统的疾病，导致疼痛信号过度释放，甚至在最初的伤害或创伤愈合后疼痛信号仍然在释放。

弗里德里希多夫医生为泰拉制订了一个治疗计划，包括物理治疗、减压策略、局部镇痛贴片，以及重点恢复她的正常生活和睡眠习惯等一系列治疗方案（关于这些治疗方案的更多信息，见第 12 章）。泰拉的母亲说："女儿的疼痛很快就治好了，如果不是我亲眼所见，我是不会相信的。"她回忆道，"终于有人明白疼痛是怎么回事，治过类似的病，而且知道怎么治疗！"

有人懂得你的痛，这很重要。每个遭受痛苦的孩子都希望有一位懂疼痛、不会忽视疼痛，能够真正帮助他们缓解疼痛的医生或父母。与大多受慢性疼痛影响的孩子相比，泰拉是幸运的。她在她家附近找到了一位经验丰富的疼痛管理一线医生，她的家人也有能力让她去接受治疗。但有经验的疼痛专家却少之又少。在疼痛管理领域存在着一个巨大的问题，儿童极难以获得由疼痛专家提供的有效治疗。有些忍受慢性疼痛的孩子，永远遇不到有效治疗疼痛的医生。

美好未来的愿景

想象一下，我们可以改动一下故事情节。翻到人生故事的开头，孩子最早经历疼痛的时候。也许是婴儿出生的那一天，护士从他的足跟抽血来检查先天性疾病。或者是一个学龄前儿童摔倒在咖啡桌上，头部需要缝合几针。也可能是青少年在运动受伤后开始出现恼人的背痛。如果我们能学会更好地发现疼痛，承认疼痛的存在，在发育中的神经元失去控制之前去治疗它，情况会是怎么样的呢？

研究表明我们可以做到。我们有能力改变这条轨迹。我们不能勉强接受糟糕的儿童疼痛治疗，不能接受由此造成他们成年后患有慢性疼痛的风险增大。与之前的想法相反，研究表明，在有经验的医生的监督下，儿童有效使用镇痛药（甚至是阿片类药物），不会阻碍大脑发育或导致成瘾。况且，药物治疗只是众多

　　　　　　　痛在你身：如何面对孩子的身心疼痛

选择之一。许多干预措施，如认知行为疗法、物理疗法、冥想和针灸，都可以用来预防和治疗疼痛，并且预防慢性疼痛的发生。孩子们没有任何理由去忍受疼痛。如果孩子们能够接受他们迫切需要的疼痛治疗，他们会更健康、更快乐、身体更强壮。

需要明确的是，这一声明不仅适用于那些重大事故和医疗创伤造成疼痛的儿童，预防或减少疼痛的干预措施在即使很小的疼痛过程中也应该使用，比如接种疫苗。处理每一次针刺、扭伤和引起疼痛的疾病都应该是一样的，都可以改善孩子们的疼痛反应、应对机制和与医疗专业人员的关系。

如果这看起来像是一个令人生畏的指令，那么请放松。一些非常有效地减少儿童疼痛的工具是无风险的，非侵入性的，而且与大多数父母的自然本能一致。很多方法可以有效缓解不适和焦虑：在医疗过程中，让父母（或看护者）抱着孩子；允许婴儿在接种疫苗时吃奶或喝甜味剂（给大一点的孩子棒棒糖吃）；在手术前用歌曲、呼吸练习或 iPad 分散孩子的注意力。

这些方法表明，父母和其他看护者可以在减轻孩子的不适和倡导适当的疼痛治疗方面发挥重要作用。但到目前为止，大多数育儿书籍、临床医生的治疗方案，甚至医学院的课程中，都很少有这方面的信息。在大多数案例中，孩子们仍然没有得到充分的疼痛治疗，尽管我们的知识可以帮助他们，无论他们正在接受轻微的医学治疗或者经历严重的疾病。

在加拿大新斯科舍省哈利法克斯的达尔豪西大学，有一位儿科、神经科学和疼痛管理教授克里斯汀·钱伯斯，他敏锐地意识到了这种脱节，"看着孩子们现在所经历的各种疼痛，如新生儿重症监护室里或外科手术中的疼痛、接种疫苗的疼痛、与疾病相关的疼痛和急诊的疼痛，你会发现仍然存在所谓的知识与行动脱节，实际上，很多研究告诉了我们能做什么、该做什么，但每天发生在孩子身上的事实却与证据不符。"当钱伯斯医生与家长们讨论这个问题时，在得知孩子的疼痛本可以减轻却并没有得到治疗，家长感到震惊。他们都说，"我当时怎么不知道呢？我理所当然地认为，如果有什么可以减轻我孩子疼痛的方法，那医生一定会提供的。"

　　钱伯斯博士说，造成这种脱节的原因是，研究结果和基于这些结果的政策需要长达17年的时间才能在实践中得到实施，而只有14%的研究结果最终会被医生采纳。那些疼痛研究人员证明有些方法可以帮助儿童不用遭受诸如注射带来的短暂疼痛或者疾病带来的长期病痛，我们真的愿意等17年才去实施吗？

　　家长们不能忍受如此漫长的等待。孩子们也不能忍受等待。现在已经有大量的针对疼痛的研究，而且，随着时间的流逝，研究会越来越多。我们现在就可以运用这些研究成果，特别是当孩子的父母倡议使用时。是时候去填补我们对儿童疼痛治疗的知识和实际提供或实施的方法之间的鸿沟了。我们必须要把儿童疼痛治疗放在首位。

致所有拿起这本书的父母们：

你会发现，这本书并不是一部育儿书，但我们希望它会深刻影响你们养育孩子的方式。

致所有正在阅读本书的医学从业者：

这并不是一部教科书，但我们真诚地希望你能把书中的信息带到你的医学课堂、儿科诊室、手术室、急诊室，并把它应用到你所诊治的孩子们身上。

致所有经历过痛苦或被慢性疼痛折磨，并向本书寻求洞见的成年人：

请继续阅读。本书会影响你或你孩子的疼痛经历，现在开始改变你或你孩子的痛苦经历还不晚。虽然这不是一部励志书，但书中的研究会让你更深入地了解自己的疼痛，以及你的疼痛将如何影响你的家人，并为你提供缓解疼痛的可行途径。

致偶然读到本书，还不知道本书与自己的生活有什么关系的人：

这也是写给你的。这是一部关于人类疼痛普遍体验的书，里面介绍了我们的身体如何从我们的神经系统形成的第一时间起学会对疼痛做出反应。我们最大的希望是，无论你有没有孩子，无论你是否在治疗孩子，还是你自己经历过痛苦和不适，你都会接受"我们有能力去采取行动"这一理念。想要解决现存的慢性疼痛问题，先要承认疼痛的存在并对其做出适当的处理。如果我们在生命的早期就给予疼痛应有的重视，我们可以极大缓解短期的疼痛，并让我们的下一代避免遭受长期慢性疼痛。

第 1 章

我们为何及如何感到疼痛

解开强烈疼痛信号的神经生物学谜团

无论因何而起，疼痛总是真实存在的。

——洛里默·莫斯利，南澳大利亚大学疼痛研究专家

疼痛，作为我们生命最初的感受之一，无形却又真实存在，难以描述但又无法否认，无法触摸却又实实在在，主观而又普遍？这是什么原因呢？

几个世纪以来，认识疼痛的过程一直是个充满矛盾的辩证过程。从现代医学史上讲，科学家认为疼痛是一种纯粹的生物力学现象。17世纪法国哲学家勒内·笛卡尔为大众普及了这一概念，他认为当身体受到损伤时，损伤区域发出的信号将通过躯体途径传递给大脑，大脑感知到与损伤程度相应的疼痛。笛卡尔提出，意识与身体是完全独立的，因此与机体疼痛无关。然而，经过多年的研究及疼痛理论的迭代更新，我们认识到，感知躯体疼痛不仅与大脑密不可分，还与心理活动密切相关[1]。

我们感知到疼痛及其程度不仅取决于大脑对躯体感觉的解读，还与大脑对一系列心理和环境因素的评估有关，包括疼痛的情境、以前的疼痛经历，以及一些诸如压力或恐惧等情绪因素。

1979年，国际疼痛研究协会首次给出了疼痛的官方定义，并于2020年更新。该定义明确了疼痛同时是躯体（感觉）和心理（情绪）的感受。在某种程度上，疼痛是由真正存在或潜在的身体组织损伤相关的不愉快的感觉和情感体验。该定义还附带了6条说明。

- 疼痛始终是一种主观体验，同时又不同程度地受到生物学、心理学以及社会环境等多方面因素的影响。
- 疼痛与伤害性感受（神经系统对伤害性刺激的编码）不同，纯粹的感觉神经元活动并不代表疼痛。
- 人们可以通过生活经验和体验学习、感知疼痛并认识疼痛的实际意义。
- 个体对自身疼痛的主诉应该予以尊重。
- 疼痛通常是一种适应性感受。
- 但疼痛同时也可对身体功能、心理健康和社会功能产生不利影响[2]。

换言之，疼痛是一种身体和心理的体验，没有"一刀切"的疼痛信号。例如，当你的脚踢到硬物时，你感觉到的疼痛与你旁边的人遭遇同样状况所感知到的疼痛程度会完全不同。大脑对你的疼痛做出的反应是基于你的身体（而不是别人的身体）在之前的生活中所积累的相关痛觉信息，受伤时依据这些信息做出反应，别人与你的既往经历不同，感觉不同。因此，虽然我们倾向于将疼痛视为一种普遍的体验，但是我们对疼痛的感知却是非常个人化和情境化的体验。

幸运的是，由于我们对疼痛的感知受到心理和情境因素（如我们的经验、记忆、环境和焦虑水平）的影响，我们可以使用心理和行为疗法来调节疼痛信号，降低疼痛强度。我们有能力改变我们对疼痛的感知。要想付诸行动，首要问题是了解急性疼痛和慢性疼痛这两类疼痛的差异。

急性疼痛

当你摔断腿、机体遭受感染或触摸热炉时感受到的那种疼痛通常称为急性疼痛。虽然感觉糟糕，但其目的是保护你免受进一步伤害。这种"不愉快的感觉和情绪体验"是为了警示我们，身体处于危险之中，我们应该停止当前行为，并采取措施缓解疼痛。如果这一警报系统没有响起，我们可能不会意识到出现了什么问题，损伤和疾病因而可能加剧。因此，急性疼痛通常是短期的保护性疼痛，在损伤消除或疾病痊愈后，急性疼痛随之缓解。

确切地说，身体和大脑是如何引导我们弄清自己感受的？我们通过中枢神经系统（包括大脑和脊髓）和周围神经系统（包括从大脑和脊髓延伸至肌肉和器官的神经分支）来处理感觉信息。一般来说，它是这样工作的，如果你将手放在热炉的炉膛里，手部的痛觉感受器（外周感觉神经末梢）感知疼痛，并通过上行通路（向上）向脊髓释放的神经信号（称为神经递质的化学信使）。

脊髓背角处于脊髓后部，其神经细胞像"哨点卫兵"一样，接收化学信号，类似一组"闸门"。根据在此处收到的信息的不同，闸门可能会开放，将感官信息迅速传送到大脑，闸门也可能会关闭从而限制到达大脑的感官信息量。这就是 1965 年，由英国神经生理学家帕特里克·大卫·沃尔和加拿大心理学家罗纳德·梅尔扎克提出的"闸门控制论"，这一概念彻底颠覆了我们对疼痛的认知。该理论认为，生理和心理因素都可以打开或关闭闸门，从而影响大脑接收的信号。压力、恐惧、过于关注受伤或疼痛部位这些因素会让闸门打开，从而让大脑接收到疼痛信号。放松、转移注意力，关注与疼痛无关的事能够让闸门关闭从而降低痛感[3]。为何伤势严重的士兵在激烈的战斗中可能感觉不到疼痛，闸门控制理论为其做了很好解释。当战士们全身心投入战斗时，他们的身体处于高度兴奋的生理状态，这会暂时抑制脊髓背角神经元发送疼痛信号。在这种情况下，闸门关闭，就好像身体在说，"现在有其他重要的事情，没空处理疼痛"。闸门控制论也解释了为什么在注射疫苗时握住别人的手，摔倒起来后轻抚你的宠物猫，甚至按摩伤口周围区域会减轻疼痛感。所有这些额外感觉占据了疼痛信号的传输空间，减少了进入大脑的疼痛信息的传输空间。

化学信息穿过脊髓"闸门"后，它们通过脊髓丘脑束（上行性疼痛信号传输通路）向上到达大脑的中转站——丘脑，丘脑接收信息并将其发送至大脑皮质，后者接收并整合来自多个系统诸如感觉、视觉及运动的一系列信息，综合分析后得出结论[4]。

用南澳大利亚大学疼痛专家、神经科学教授洛里默·莫斯利的话来说，如果大脑和丘脑在感知疼痛的过程中能对话，丘脑可能会告诉大脑皮质："嘿！我的手碰到了危险的东西！"后者会问自己："发生了什么事？要停下来吗？这有多疼？"如果是一只手放在热炉上，大脑皮质会作出决定，"情况紧急，必须迅速移开这只手，否则将会出现严重烫伤！我必须要给出剧痛的信号！"大脑一旦得出结论（只需一瞬间），它通过脊髓（下行疼痛信号传输通路）和外周神经系统发送指令，告知身体该如何应对以及感知到多大程度的疼痛[5]。

值得注意的是，在这个过程中，大脑中控制自主神经功能的诸多区域亦会收到信号，其中包括控制心跳、呼吸、出汗以及激素类神经递质释放的区域。这些神经递质包括 5- 羟色胺和多巴胺（通常称为"快感物质"，可以减轻疼痛），以及肾上腺素（应对"威胁"时使机体处于"战备"状态的物质）。这就解释了疼痛时为何会出现心跳加速、呼吸急促和全身冷汗。与急性疼痛一样，这种称为"战还是逃"应激反应模式，旨在提醒我们行动起来远离危险。

归根结底，正如莫斯利博士所说，大脑对危险程度的评估，决定了你感知到疼痛的程度。例如，把手放在火炉上，疼痛是不言而喻的，但个体对疼痛的感知可能因情绪、信念、以前经历和所处环境的不同而差异极大[6]。

例如，你是一位技艺高超的面包师，已经习惯了偶尔烫伤。在周末午后，你正与孩子们一起惬意地烤饼干，一不小心手被烫到，你并不在意，因为过往的经历告诉你，疼痛是暂时的，伤口会很快愈合。你对这次烫伤不会过度焦虑，因为你的大脑结合所处环境、你的心态和记忆，做出"这是一个小伤"的判断，并传递给手轻微疼痛的信号。

但如果你是个初学做饭的孩子，独自一个人在厨房，你很紧张，因为未经允许你就使用炉子，这时手一旦被烫，你就会停下来。因为你以前从未有过类似经历，大脑缺乏类似记忆可循。大脑感知到你的压力和恐惧，就将烫伤解读为紧急情况，然后通过

　　　　　　　　痛在你身：如何面对孩子的身心疼痛

脊髓和周围神经系统发送下行信息，这可能使疼痛加剧。

当你下次烫伤时，这次经历可能会让你知道疼痛的程度。但是，实际上你对将来的疼痛感知是可以改变的。一些心理和感官疗法，通常称为生物行为疗法（如分散注意力、深呼吸和调动其他感官），能够影响疼痛传输通路中诸多位点的化学信号。有效使用这些方法（本书中所涵盖）可以减轻痛感。对于儿童来说，在幼年接触这些训练，可以改变他们日后面对痛苦的应对方式。毕竟孩子们很少有机会去了解哪些是痛苦的，哪些不是痛苦的，因此这些方法既可以缓解孩子们即刻的疼痛，也可以防止他们将来面对疼痛时出现严重不适和焦虑。

慢性疼痛

与急性疼痛不同，慢性疼痛不是暂时性的，它不能作为警报系统保护我们免受伤害。慢性疼痛通常定义为持续 3 个月或以上（有些定义为持续至少 6 个月）的疼痛，可能与任何组织损伤无关。对于许多人（儿童和成年人）而言，慢性疼痛最初表现与急性疼痛一样，由外伤或疾病引起，然而即使在身体恢复后，疼痛仍持续存在。在这些情况下，神经系统持续地发出非必要的疼痛警报，就像不停叫喊的街头公告员。

目前，我们并不总是清楚急性疼痛为何会变成慢性的。但研究人员已经发现，当疼痛通路变得高度敏感时，往往会发生这种情况，即使是轻微的感觉，亦能触发大脑的疼痛信号。在这个过程中，大脑内感知疼痛和发出危险警报的区域变得更加敏感，如杏仁核和前额叶皮质。即使疼痛来源已经消失殆尽，中枢神经系统也仍然充斥着警示信号，这一概念被称为中枢致敏。一个明显的例子是幻肢痛，有些人感觉截肢后的肢体仍存在并感到疼痛。虽然肢体及其受损的周围神经已经不再是身体的一部分，但中枢神经系统仍在接收疼痛信号。

在其他病例中，慢性疼痛似乎不知从何而来，因此很难确定它是何时成为持续困扰的。尽管如此，还是可以感觉到真切的疼痛。最开始，可能是感到偶尔微微刺痛的背痛，然后悄无声息地发展为无法忽视的痛苦，或者可以从间歇、轻微的头痛开始，在青春期到来后，其强度和频率会成倍增加。女孩尤其如此，特别是 12—14 岁的女孩，因为这一时期促进青春期发育的激素水平会逐渐增高，因此女孩比男孩更容易受慢性疼痛的困扰[7]（关于为什么女孩和女性更容易受慢性疼痛影响的讨论，请参见第 12 章）。

慢性疼痛也可能是由于疾病或其治疗引起的。对于某些疾病，如镰状细胞贫血、癌症、关节炎和莱姆病，与这些疾病相关的疼痛难以控制。值得注意的是，在这种情况下，即使是针对基础疾病的非常有效的治疗，也可能无法减轻其伴随的疼痛和焦虑。事实上，有些治疗可能会导致疼痛加剧，如治疗癌症的化疗和放疗。对于慢性病患者，无论是儿童还是成年人，不光要治疗其原发病，还要治疗疾病带来的疼痛，这至关重要。

然而，治疗这种疼痛并不像人们想象的那样简单。缓解慢性疼痛的最大误区（其中有很多）之一是可以用与处理急性疼痛相同的方式进行处理。通常，急性疼痛和慢性疼痛需要截然不同的治疗方法。然而，人们并不是总能意识到这一点，即使是医生也一样。

事实上，管理慢性疼痛仍是可行的，通常需要多管齐下，也许包括也许不包括药物疗法。目前，研究者们认识到，虽然慢性疼痛的具体情况各不相同，但大多数都植根于同样的神经生物学过程，而我们又能来影响这一生物学过程。诸多因素均能影响慢性疼痛，如情绪、记忆、环境、睡眠习惯、行为、对"疼痛管理论"的认知等。因此，我们能用心理和生物行为疗法来修正这些因素，减轻痛苦。在本书中，我们将重点介绍能够实现这一目标的诸多工具。

评估疼痛

考虑到疼痛是个体化的，情景的，主观的感受，家长、医生甚至朋友该如何了解孩子们的疼痛程度？答案是，我们永远无法真正了解他人的疼痛，尤其表达能力有限的婴儿或儿童的疼痛。在尝试帮助他人管理疼痛时，评估疼痛的程度至关重要。幸运的是，多年来，医生和研究人员已经开发出实用的疼痛评估工具。虽然这些方法并不完美，但可以帮助我们了解他人的疼痛。

评估疼痛最简单、最古老的方法之一是疼痛评分表。如果你曾经因受伤去医院就诊，你可能已经遇到过这种量表。通常情况下，护士或医生会提出一个标准化的问题："你会如何在0～10的量表上评估你的疼痛？ 0表示无疼痛，10表示最严重的疼痛"。有时，当他们问这个问题时，他们会出示一页对应疼痛级别0～10的人脸图供受试者选择。部分疼痛量表采用颜色编码，使用描述性词语和数字（例如，1对应"我没有疼痛"，10对应"痛得无法移动"）表示疼痛程度。不管具体情况如何，所有量表均基于受试者的"自我报告"，它们仅回答疼痛的一个方面的问题：强度。

疼痛强度自我报告是至关重要的疼痛评估方式，但是，它并不能完全显示疼痛的复杂本质或其随时间变化的规律。当然，医生也无法要求婴儿自我报告他们的疼痛级别。即使在图片的辅助下，低龄儿童（尤其是4岁以下的儿童）也很难准确地回答他们的疼痛程度。通常，当患者处于镇静、插管，以及认知和运动功能受限状态下，医生也无法询问患者的疼痛程度。出于这些原因，医生还需依赖其他方法来评估疼痛的程度[8]。

观察婴幼儿的疼痛行为和身体信号

看似简单，观察是医生评估疼痛的关键方法。婴儿和儿童的活动方式可以告诉我们他们的诸多感受，尤其是加上他们的非

　　　　　　　　痛在你身：如何面对孩子的身心疼痛

言语声音——哭闹。即便不同的物种，也能用特定的面部表情和身体动作来可靠地表明自己的疼痛。因此，研究人员开发了一套编码系统，用来评估婴儿的疼痛。这套系统基于可观察的身体信号，如挥舞手臂、握紧拳头、踢腿、皱眉、紧闭双眼、努嘴做鬼脸等[9]。通过观察婴儿的活动水平、哭闹情况和是否容易安抚，父母和医生也可以了解婴儿疼痛的程度。

尽管如此，即使是系统性地评分，观察婴儿的行为本身也是一种带有主观性的评估。婴儿疼痛治疗领域的先驱者，斯坦福大学医学中心儿科、麻醉学、围手术医学和疼痛医学教授坎瓦吉特·J. S.阿南德说："这其实就是一个观察者看着孩子，并试图估计他们疼痛程度。"为了避免评估的主观性，研究人员已经开始考虑应用生理数据，如心率、血压和脑电图（EEG）评估疼痛，这些客观指标不受观察者主观因素的影响。上述技术最常用于新生儿重症监护室（NICU），以及有无法用语言或非语言方式表达疼痛的患者的医院里。

科学家们也在研究婴儿哭声，并试图将特定的声音频率、声音模式与疼痛与否关联起来，并希望通过这项技术，增进我们对不同类型婴儿哭声含义的理解。然而，目前这些疼痛评估手段尚未走出实验室或专科医院。我们可以大胆预测，在不远的将来，当仪器能运用复杂的算法来评估婴儿疼痛并能实时向护士传送疼痛数据，我们就可以对婴儿疼痛进行实时监测。然而，目前我们还无法实现，消除疼痛评估的主观性，可能还有很长的路要走[10]。

询问疼痛的特点

　　一旦儿童能够说话和表达自己，医生就可以通过更多的方式更全面地了解其疼痛程度。例如，当饱受慢性疼痛折磨的孩子去疼痛门诊就诊时，像安娜这样的心理学家与孩子及其父母进行详尽的访谈，不仅仅局限于询问代表疼痛强度的一个数字。为了全面评估患儿疼痛的程度，她会询问患儿及其父母诸多问题：你是何时意识到疼痛的？疼痛是如何开始的？疼痛频繁吗？疼痛有无固定模式？你会用什么词来描述它——灼热的、痛苦的、强烈的、刺痛的？疼痛对正常生活的影响有多大？疼痛对你造成多大的困扰？通常情况下，医生会给孩子一张人体图片，并要求其标记疼痛部位，并通过这些信息来帮助患儿选择更合适的治疗方法。

　　记录疼痛日记是儿童疼痛治疗的一部分，其中记载着何时感到疼痛、疼痛的程度、疼痛的类型等。虽然医生不鼓励慢性疼痛儿童过度专注其不适，但疼痛日记对患者和医生都至关重要，它能帮助医生和家长明确哪些治疗效果最好，哪种活动容易引发疼痛，以及压力和睡眠等不同因素对患儿感知疼痛的影响[11]。研究还表明，与让患儿回顾上周或上个月的情况的回顾性调查问卷相比，疼痛日记往往能可靠地记录疼痛。因为，无论儿童还是成年人，通常都很难对上周或上个月的感受进行回顾性描述。幸运的是，由于科技的发展，记录疼痛日记变得更加简单。随着智能手机的普及，儿童和青少年能更便捷地与医生分享疼痛经历。有些应用程序甚至会提供量身定制的疼痛管理建议[12]。虽然这些工具并非完美无缺，但它会给孩子们发声的机会，让他们有办法分享他们的感受，并证明他们的疼痛是可评估的和真实的[13]。

无论你是在聆听婴儿的哭声，还是在观察蹒跚学步的孩子扮相，或者是在与青少年谈论过去一周的头痛日记，这都能让你设身处地地了解孩子的疼痛。这种对急性和慢性疼痛的了解使你能够更有效地管理疼痛。要了解如何做到这一点，请继续阅读。

第 2 章

孩子会记得疼吗

缺失已久的儿科疼痛管理

1986 年，家住马里兰州银泉市的吉尔·劳森给《新生儿》（*Birth*）期刊的编辑写了一封信："想象一下，你的孩子需要做一个大手术，你选择了一家赫赫有名的教学医院。你问了好几位医生关于手术麻醉的问题，你甚至都觉得自己很愚蠢，不应该去问。外科住院医生承诺：手术时孩子将进入睡眠状态，然后你在知情同意书上签了字。想象一下，后来，你竟然发现你的儿子在没有麻醉的情况下被剖开手术，这不是一部简单的恐怖电影，这是发生在我身上的真事。而且，正如我后来发现的那样，这是一种常见的做法[1]。"

虽然看起来令人震惊，劳森的来信并没有夸张。1985 年，劳森的儿子杰弗里·劳森因早产接受心脏直视手术，且未服用任何镇痛药。这一事实证明，在现代医学史的大部分时间里，医生都认为婴儿不会感觉到疼痛。由于几个世纪前的错误理论、零散研究和文化偏见的引导，大多数医生认为婴儿的神经系统没有发育完，无法感受到疼痛，因此不需要为他们提供任何镇痛措施。少数医生对这一观点提出质疑，但被告知，即使婴儿确实感到疼痛，药物（如麻醉药）的潜在不良反应对他们的幼小的身体来说太危险，可能会导致呼吸障碍、心搏骤停甚至死亡。这种担忧持续存在，是因为婴儿麻醉尚未得到充分研究或监管。临床医生还错误地认为，即使婴儿当时感到疼痛，他们以后肯定也不会记得。

出于这些原因，杰弗里·劳森和其他许多在 20 世纪 80 年代末至 90 年代初接受手术的婴儿一样，在手术过程中只接受

痛在你身：如何面对孩子的身心疼痛

了肌松药。肌松药使他们不能活动，但却完全清醒。这种如今令人瞠目结舌的操作已经实施了几十年，基本上不为公众所知[2]。

1985 年手术过后几周，杰弗里死于休克和器官衰竭。他的母亲调查了病历，才了解了他所承受的全部痛苦，这些手术创伤最有可能导致他死亡。

为何这种护理方式在如此长的时间里没有引起注意和受到质疑？有以下几种解释。

- "医生最了解情况"，这是现代医学专业人员长期秉持的理念。特别是在 19 世纪末和 20 世纪初，当时医学院实行广泛的大学教育和培训，并建立了专业的医疗协会。因此，家长往往盲目地相信，医生会尽一切可能对患者进行恰当的治疗，减轻患者痛苦。
- 通常是事后才会出现的。当患儿的生命垂危时，首要任务是让他活下来。鉴于当时普遍存在的婴儿无法感知疼痛的错误认识，以及对婴儿实施麻醉的安全性研究不足，医生认为患者的舒适并不是主要目标。1986 年出版了一部有关儿科重症监护伦理的书，该书中引用了一位医生的话，他说，"在我处理的所有问题中，是否伤害孩子最不需要担心，因为我从不做任何对患儿生存非必要的事情。"那些有强烈意识去缓解患儿疼痛的人，经常被麻醉引起的未知并发症吓退[3]。

- 医生不鼓励父母参加子女的医疗过程，即使是那些胆大的父母主动要求参与，通常也不被允许。因此，他们对发生的事情一无所知[4]。

- 关于疼痛，许多医学专业人员受到了旧观念的影响。一些医生仍然认为疼痛是有益的，甚至是促使身体愈合的必要条件，这是19世纪晚期出现的一种错误观念。此外，达尔文的人类发展理论将儿童视为一种原始、低级的生命形式，这一理论的烙印在临床医生的心中挥之不去，使许多人相信，儿童对痛苦的表达仅仅是简单的反射。这最终为19世纪和20世纪早期的婴儿疼痛实验研究埋下祸根，这些实验涉及在不使用镇痛药的情况下对婴儿实施针刺和电击。此类研究让临床医生忽略了患儿明显的疼痛反应，将其视为反射并由此证明婴儿无法感知疼痛[5]。

也许最重要的是，婴幼儿过去不能（现在仍然不能）用语言表达疼痛，也不能对有创的治疗发牢骚。虽然他们在痛苦的时刻可以退缩和哭泣（后来的研究揭示了许多婴幼儿可以感知到疼痛的生理线索），但在医疗环境中，这些哭泣通常得不到回应。

1987年出版了第一部有关儿童疼痛的教科书，作者是一对夫妻。他们是儿科心理学家帕特里克·J.麦格拉思和职业治疗师兼社工安妮塔·M.安鲁[6]。两人都在加拿大安大略省东部儿童医院工作，当时他们编纂了《儿童和青少年的疼痛》（*Pain in Children*

痛在你身：如何面对孩子的身心疼痛

and Adolescents）一书，呼吁医学界重新思考儿童疼痛的治疗方法。很难相信在那之前没有这样的书问世。麦吉尔大学心理学教授罗纳德·梅尔扎克在这本书的前言中明确指出我们亟须这本书。梅尔扎克博士写道：

> 我们通常认为，照顾患儿的儿科专业人士会竭尽全力预防或缓解患儿的疼痛。令人震惊的是，我们对儿童疼痛的看法是错误的，即儿童不像成人那样会强烈地感受到疼痛，因此需要少量的镇痛药或根本不需要镇痛药。一项研究表明，超过 50% 的接受过大手术（包括截肢、切除颈部癌块和心脏手术）的儿童没有服用任何镇痛药，其余患儿服用的镇痛药的剂量严重不足。事实上，几乎在每项有关治疗儿童剧痛的研究中，我们都发现了这些令人震惊的统计学数据。青少年也一样，不会好很多，因为有一种错误的观念，如果他们因为重度疼痛而接受麻醉药，他们将很快成为药物成瘾者。

距离梅尔扎克博士写下这段文字，已经过去了 35 年，但在某种程度上而言对今天仍然适用。这些年来，应对儿童疼痛方面已经取得了很大进展，现在，遭受疼痛折磨儿童的情况通常会好很多。但很多家长和临床医生惊讶地发现，我们并没有尽一切可能预防或治疗儿童疼痛。在规划我们的"万里长征"之前，我们先回顾一下是如何走到这一步的。

历史上的儿童疼痛

为何直至 20 世纪 80 年代，科学家和临床医生才开始重新评估婴幼儿疼痛的治疗方法？我们需要首先探索一下几个世纪以来形成的纷繁复杂的思想体系。这些体系汇集到一起，构成了我们对儿童疼痛和童年状态的普遍理解的基础。

几千年来，全球大多数古代文明都认为，超自然力量造成了人类的痛苦。人们认为神灵和魔鬼会导致痛苦的疾病，这通常会发生在罪犯或被邪神附体的人身上。因此，治疗方法寄托在宗教人物、神灵、祭祀仪式、祈祷或驱魔上面。古希腊和古罗马人（公元前 500 —公元 250 年）是西方历史上最早开始研究疼痛的人，他们认为疼痛是一种生理状态而非宗教、精神或迷信所致。希波克拉底（公元前 460—前 370 年）被尊为西方医学之父，他认为疼痛和疾病并非来自上帝的惩罚或邪神的施法 [7]。相反，他认为疼痛和疾病是由环境因素造成的，医学应该被视为一门非宗教的学科（现在称之为科学），它需要同时治疗身心 [8]。他的观点为我们理解疼痛奠定了基础。与此同时，许多其他理论也在此过程中扎根。

希腊哲学家亚里士多德（公元前 384—前 322 年）认为疼痛起源于心脏。而在罗马工作的希腊医生盖伦（130—200 年），设想了疼痛由中枢神经系统和外周神经系统调控，与现代理论类似。他提出大脑是神经的来源，它通过脊髓与神经网络相连并控制肌肉和四肢运动，该系统还向大脑传递疼痛信息。盖伦的理论似乎超前于他的时代，他还给父母提出建议，"如果婴儿哭闹，可以轻轻摇晃并唱摇篮曲来安抚他们，照顾好他们"[9]。

但是，与其对立的疼痛和儿童保育理论也很有影响力。古希腊的斯巴达人（公元前 1104—前 192 年）认为面对困境时应该坚持到底，他们相信忍受痛苦是对性格的磨炼。一篇报道指出，与其他国家习俗不同，女性用酒而不是水给新生儿洗澡，以此来强化他们的脾气和性格。他们认为，癫痫和虚弱会在这样的沐浴后消失殆尽，而相反，强壮并充满活力的孩子们会获得像钢铁般的品格[10]。这种方法类似于"没有付出，就没有收获"的理论，在当下诸多文化和医学背景下仍然存在。

应该指出，希波克拉底并不赞同斯巴达人的价值体系。他认为，婴幼儿对疼痛比成人更敏感，应该区别对待。例如，他鼓励治疗牙痛，这是父母和早期医疗人士一直关心的问题。然而，治疗方法包括用兔脑、鸡油、蜂蜜和花油揉搓婴儿的牙床，还有待改进。

虽然中世纪（5—15 世纪）理念再次倒退，即相信痛苦是由上帝或神明带来和治愈的。波斯博学多才的阿维森纳（908—1036 年）在伊斯兰黄金时代的鼎盛时期作为现代思想家而崭露头角。他意识到，可以通过生理和心理疗法来缓解疼痛，包括草药疗法、运动、热水澡、听愉快的音乐和专注于引人入胜的活动。

阿维森纳被部分人誉为现代医学之父，也认为儿童应该免受疼痛困扰，安抚婴儿将有助于他们的发育，这和现代医学研究结果是一致的。

文艺复兴时期（1300—1600 年），人们重新对疼痛的机制及其治疗产生兴趣——承认婴儿和儿童不仅仅是小版本的成人，孩子们的疼痛应该以不同的方式进行评估和对待。尽管如此，关于如何处理儿童疼痛，仍有许多相互矛盾的思想流派。1544 年出版了由托马斯·费尔撰写的第一部有关儿科学的英文著作《奇伦的博克》(*The Boke of Chyldren*)，该书提供了许多治疗婴儿疾病和不适的方法。相反，著名哲学家约翰·洛克（1632—1704 年）和让－雅克·卢梭（1712—1778 年）认为，孩子需要被磨炼以应对生活的逆境，娇生惯养对他们的成长不利。当时一个流行的方法是用冷水给孩子洗澡，不管孩子在这个严酷的过程中怎样的拳打脚踢和尖叫。虽然这是个极端的磨炼孩子的例子，但这种专制和严格的育儿哲学一直持续到 20 世纪。

早在 1928 年，行为学家、美国心理学协会前主席约翰·B. 沃森在其颇具争议的畅销书《婴儿和儿童心理护理》(*Psychological Care of Infant and Child*)中提出"太多母爱的危险"的警示。他建议不要回应婴儿的哭声，也不要表现出对孩子的爱。难怪今天的父母仍在纠结，面对孩子的哭泣是该本能的安抚，还是让孩子应该"受点苦"[11]？

　　　　　　　　痛在你身：如何面对孩子的身心疼痛

婴儿为什么会哭闹

古往今来直到今天，哲学家、医生和父母一直在努力解决另一个难题：如何破译婴儿的哭声并理解他们的感受。哭闹是婴儿主要的沟通方式之一。实际上，英语中"婴儿"（infant）一词来自拉丁语词 *"infans"*，意为"不会说话的人"或"无语者"。由于没有语言来解释哭声背后的含义，婴儿不得不依靠成年人来解读，而这些解读已经涵盖了所有领域。

1838 年，苏格兰作家、社会改革家塞缪尔·斯迈尔斯出版了《体育教育》（*Physical Education*）一书，或称为《建立在对儿童本性和体质研究基础上的儿童养育与管理》（*The Nurture and Management of Children, Founded On The Study Of Their Nature and Constitution*）。他的观点是，婴儿的哭声通常不需要担心，哭泣实际上对他们的健康有益。"体弱多病的孩子哭得厉害，要不是这样，几乎可以肯定，他们活不了多久，"他认为，"这是他们唯一的运动，事实上往往是它们唯一的滋养，因为当他们不哭的时候，他们很快就会凋零[12]。"

然而，也有人认识到，婴儿的哭声和面部表情能表明疼痛，正如包括海德丽斯·艾尔斯和鲁斯·格鲁诺在内的现代科学家后来阐明的（参见第 4 章）。儿科医生路易斯·斯塔尔是宾夕法尼亚大学医学院的第一任儿科教授，他认为，回应婴儿的哭声至关重要，因为哭声通常是疼痛、苦恼或疾病的征兆。他在 1886 年出版的《婴儿和儿童期消化器官疾病》（*Diseases of the Digestive*

Organs in Infancy and Childhood）一书中写道："啼哭即使不是唯一的手段，也是婴儿表示不快、不适或痛苦的主要手段。哪怕学会说话后，哭泣仍然是表达不满的主要方式。一般认为，健康的孩子是不哭的。当然，一些剧烈的疼痛，比如摔倒、意外或打击，会让最健康的孩子也会哭，但这种疼痛会很快消失。经常恼怒地哭泣或感到烦躁的孩子肯定不健康[13]。"

　　幸运的是，斯塔尔博士的观点被广泛接受。20 世纪中后期，著名的儿科医生和儿童发育专家本杰明·斯波克和贝瑞·布拉泽尔顿的观点，彻底改变了我们对婴儿所感和所说的理解。在他们的畅销书中［斯波克博士 1946 年出版的《婴儿和儿童护理》（*Baby and Child Care*），布拉泽尔顿博士于 1969 年出版的《婴儿和母亲》（*Babies and Mothers*）、1984 年出版的《倾听孩子》（*To Listen to a Child*）］，两人都呼吁读者关注孩子的哭声和其他信号，了解其心理和生理需求，并予以积极回应。虽然他们的关注点不是儿童疼痛，但斯波克和布拉泽尔顿博士普及了婴儿是复杂个体这一概念，并为孩子争取在医疗环境和家庭中的权益[14]。

麻醉术的发明与疼痛管理新时代

　　19 世纪中期，随着吸入式麻醉的发明，人们对疼痛的看法发生了巨大的转变。在手术和分娩期间，吸入式麻醉药如乙醚、氧

　　　　　　　　痛在你身：如何面对孩子的身心疼痛

化亚氮或氯仿使患者及孕妇镇静。在那之前，外科医生已经习惯于忍受患者在整个所谓的"屠宰"过程中的尖叫和挣扎。麻醉的发明使患者和医生从手术的折磨中解脱出来，并从根本上改变了人们对药物的期望。现在有了一种缓解痛苦的良药。1846年，在马萨诸塞州总医院，第一例使用乙醚麻醉的手术成功完成。哈佛大学外科教授亨利·雅各布·毕格罗见证了这一过程，随后他宣布："麻醉让手术不再恐怖[15]。"

麻醉的发明是一个里程碑式的事件，它推动了疼痛管理的研究，提升了其医学价值。但是，医生和科学家们需要几十年才能对各种形式的疼痛有更全面的理解，事实上，这一任务还没有完成。我们现在知道，疼痛是一种同时涉及生理、心理、科学、主观和情绪的现象，但仍有许多未解之谜。此外，如何正确解读婴幼儿的非语言信号并予以合理回应，就这个难题，医生和研究人员已经研究了很多年，他们现在仍在探索。对于现代医疗机构来说，把针对低龄患者的疼痛研究和治疗放在首要位置，是花了更长的时间才达成的共识。对于这最后一步，我们要感谢吉尔·劳森和其他几位开拓者。

杰弗里·劳森的精神遗产

1985年，杰弗里·劳森经历了无任何麻醉的心脏直视手术，他的生命悲惨的定格在那一年，但他的精神遗产却留了下来。他的母亲吉尔·劳森公开了儿子在手术过程中所经历的创伤，揭开了手术室常见、野蛮的医疗操作的内幕。

1986 年，劳森在给《新生儿》期刊编辑的信中描述了当时的惨状："杰弗里的脖子两边都有切口，右胸也有切口，最长的切口从胸骨延续到脊椎骨，肋骨被撬开，心脏附近的一根动脉被结扎，他的左胸还有一个切口，用来插胸腔引流管。手术持续了一个半小时，杰弗里始终都醒着。"

劳森在信中写道："杰弗里死后，我问麻醉师为什么手术时只给孩子肌松药，没有给镇痛药。"医生认为杰弗里病得太重，无法耐受强力麻醉药。总而言之，她从来不知道早产儿会感到疼痛。麻醉医生真诚地感到困惑："为什么我对她未给孩子用麻醉如此担心。"

劳森不只是担心，她感到愤懑。她觉得自己有义务去改变儿科疼痛管理的现状，作为自己的使命，于是她写信给任何能联系到的相关医学协会和期刊。劳森事件被主要新闻媒体报道后，引发了公众的强烈抗议，并激励了研究人员关注儿童疼痛。

劳森的倡导，加上这些年科学家和医生开创性的工作，引发了一场儿科疼痛领域研究的运动，并在短时间内取得了重大进展。20 世纪 80 年代末与 80 年代初相比，每年发表的关于儿童疼痛管理的论文数量翻了一番，医生治疗儿童和管理疼痛的方式正在发生翻天覆地的变化[16]。

达尔豪西大学精神病学名誉教授，同为加拿大哈利法克斯 IWK 健康中心副主席的麦格拉思博士回忆道："现代儿科疼痛领

域的诞生有赖于科学和公众关注的结合"。1986 年《华盛顿邮报》
（*Washington Post*）发表了一篇题目为"不用麻醉的手术：早产儿
能感觉到疼痛吗？"的文章。这篇文章的灵感来自劳森夫妇的经
历。从中可以看出，医学和行动主义的结合，这一潮流来的多么
迅速。文章就新生儿能否承受麻醉的潜在不良反应展开辩论，且
引用了对改变现有麻醉方式持怀疑态度的医生的话。在考虑到给
"非常小的早产儿"使用镇静药的风险时，一位麻醉师说："婴儿
能否感觉到疼痛，他们与大孩子及成人是否有区别，是否有知识
体系作为依据？但是，我不会因为有人说我在折磨孩子就让他们
冒麻醉药不良反应的风险[17]。"

　　吉尔·劳森让全世界了解到手术中婴儿所遭受的噩梦。仅仅
一年后，美国儿科学会和美国麻醉医师协会都首次发表声明，承
认在手术中有必要给予新生儿足够的麻醉药[18]。当然，这些 1987
年的建议并没有立即改变所有医生的做法，也没有给婴儿和儿童
的医疗护理文化带来迅速转变。然而，这些声明标志着一个新时
代的到来[19]。

儿科疼痛科学研究的诞生

　　坎沃尔吉特·阿南德是这一革命性的时代最前沿的研究人
员之一。他回忆说："1983 年，作为牛津大学罗德奖学金的获
得者，我是完全偶然发现这个研究领域的。"阿南德博士现在是

斯坦福大学医学中心的儿科、麻醉学、围术期和疼痛医学教授。当时，阿南德的任务是研究妈妈分娩时注射麻醉药对新生儿的影响，但他很快发现，关于直接给新生儿使用麻醉药的研究非常少。

阿南德博士说："与此同时，我一直在新生儿重症监护室工作，我经常看到患儿从手术中回来后，临床状态非常不稳定。手术前，他们的状态似乎都很好，术后生理状态会发生巨大变化，这让我很苦恼，也很困惑。于是我就在思考，他们的变化也许是麻醉药或者手术造成的。那时候我才意识到手术中根本没有给他们使用麻醉。当时婴儿做手术都不需要麻醉，因为人们普遍认为，而且书本上也这样写道，婴儿感觉不到疼痛。"

在新生儿重症监护病房，阿南德博士发现婴儿对疼痛刺激（如静脉注射）有反应，然而他所学的知识告诉他，婴儿的反应可能是反射的结果，而不是对疼痛的感知。"很多教科书都写着，因为婴儿的神经纤维没有髓鞘化，疼痛可能无法传递到大脑"，他说，"当然，当我与经验丰富的母亲交谈时，她们很清楚地知道婴儿会感到疼痛，但这并没有客观证据。"

通过一系列研究，阿南德博士找到了证据。首先，他与他的导师牛津大学阿尔伯特·安斯利-格林爵士合作，设计了一项观察性先导研究，在这项研究中，他分析了婴儿手术前和手术后的血样。阿南德博士说："我们的假设是，因为婴儿还没发育好，手术引起的激素水平变化会比儿童或成人低得多。"此项研究结果发表在 1985 年的《激素研究》（*Hormone Research*）期刊上（与杰弗里·劳森的手术同年）。检测结果让他感到非常惊讶，他说："婴儿的应激反应是接受类似手术的成人反应的 5 倍。我想，婴儿可能感觉到了疼痛，所以他们才有如此巨大的应激反应[20]。"

研究结果是如此显著，以至于格林医生欣然应允阿南德将研究重点改为手术对婴儿的应激反应。接下来，两位科学家设计了随机试验，实验组为手术期间接受充分麻醉的婴儿，对照组为接受常规手术护理的婴儿，后者接受的麻醉药要少得多。将实验组患儿与对照组患儿的血样进行对比。阿南德指出，在他的研究中，对照组的婴儿在手术期间也服用了一些镇痛药。他说："当时，婴儿作手术是不进行麻醉的，我无法接受这一点。我就是心里过不去。"

1987 年 1 月，试验结果首次发表在《柳叶刀》上[21]。正如阿南德总结的那样，"手术前给予适当麻醉的婴儿，他们的应激反应明显较低，术后更稳定，并发症也更少。"这一发现至关重要，也为劳森的诉求（确保手术中婴儿接受充分的麻醉）提供了医学证据。

在以上试验的基础上，阿南德博士又在《新英格兰医学杂志》（*New England Journal of Medicine*）上与保罗·希基（波士顿儿童医院麻醉学主任、哈佛医学院麻醉学教授）合作发表了一篇有关婴儿感知疼痛的论文。这项研究是他在哈佛医学院做博士后期间完成的，他对所有与婴儿疼痛相关的文献进行了综述。最终表明，婴儿不仅能对疼痛刺激做出生理反应，而且还能感知疼痛，婴儿的行为证实他们能记住疼痛[22]。

阿南德博士说："我仍然觉得，只有我们能证明麻醉药能降低术后死亡率，提高存活率，人们才能相信给婴儿使用麻醉药是一件好事。"他还说，"医生有理由担心麻醉可能会对婴儿造成伤害，但他认为这种担忧不够与时俱进，而且是基于麻醉药物剂量控制欠规范的早期操作。因此，他要去证实，麻醉既能减轻婴儿疼痛，又能降低其死亡风险"。

他和希基博士设计了一项随机、安慰剂对照、双盲试验（最严格类型的研究）。试验组婴儿在心脏手术中接受大剂量阿片类麻醉药，并在术后持续输注镇痛药。对照组婴儿接受的麻醉药物剂量要低得多，旨在接近当时的常规手术护理。试验结果令人震惊，对照组患儿死亡率为 27%（基于当时医疗水平，这种死亡率是普遍的），实验组死亡率为 0。这在儿科麻醉界引起了轩然大波。阿南德博士说："这证实了麻醉可以降低死亡率和其他并发症[23]。"

提升孩子生活质量的使命

20 世纪 80 年代，除阿南德博士外，其他专业人士也开始投身于儿科疼痛领域的研究，并成立了专门的儿童疼痛中心。1985 年，西海岸华盛顿大学西雅图儿童医院的唐纳德·C. 泰勒和埃利奥特·克莱恩创建了儿科疼痛管理项目。1986 年，东海

　　　　　　　　　　痛在你身：如何面对孩子的身心疼痛

岸波士顿儿童医院的查尔斯·伯德成立了儿童急慢性疼痛治疗中心，哈特福德康涅狄格儿童医疗中心的尼尔·谢赫特成立了儿童急慢性疼痛门诊。

　　大约在同一时期，儿科护理领域的先驱者也投身于该领域，探索如何在医院和其他医疗环境中更好地监测和管理儿童疼痛。早在20世纪70年代，护士兼心理学家乔安·伊兰就发表了有关儿童疼痛管理欠缺的硕士论文，继而，她发表了更多关于儿童如何表达疼痛的论文[24]。后来，她在爱荷华大学投身于相关研究，她还给护士进行儿童疼痛培训，甚至在世界各地倡导儿童疼痛管理。护理界的其他领袖人物，如密苏里大学堪萨斯城护理学院的朱迪斯·拜尔，在20世纪80年代和90年代继续深耕这一领域，并为疼痛患儿（如镰状细胞贫血等）制订了评估疼痛的实践指南和标准[25]。她还专注于为不同种族和民族背景的儿童量身定制疼痛评估方案。护士们早期的围绕为疼痛患儿提供安慰和护理的研究和临床工作对新兴的儿童疼痛医学领域来讲非常宝贵。

　　当时，研究者们踏入这一研究领域的动机各不相同。有的人为了探索未知的科学领域，有的人看到了临床上的迫切需求，还有人是两者兼而有之。麻醉师艾伦·芬利说，他之所以一生致力于儿科疼痛管理研究，是因为一个4岁女孩凯特琳。

　　芬利博士现在是达尔豪西大学麻醉、疼痛管理和围术期医学教授，也是IWK健康中心儿科疼痛管理主任。1989年，他在凯特琳接受癌症治疗的医院遇到了她。芬利博士说："开始治疗时，她痛苦地蜷缩在毯子下，就像一块湿漉漉的抹布，她当时与家人或世界没有任何交谈、回应或互动。"

芬利博士知道凯特琳时日不多，且极度疼痛。因此，他决定尝试些激进的疗法。他说："我通过持续输注吗啡来缓解她的痛苦。当时，至少在我们中心，还没有任何人想过给儿童这样的治疗方案。这让她很快乐，直到去世那晚，她一直在玩耍、唱歌、讲笑话。"

减轻身患绝症的孩子的痛苦，怎么会是一个激进的想法呢？芬利博士解释说："当时还没有把成人或儿童的疼痛作为一个独立的问题来应对，尤其是儿童疼痛。疼痛管理当时基本上只是手术室需要解决的问题。"尼尔·谢赫特现任波士顿儿童医院慢性疼痛门诊主任，同时也是哈佛医学院麻醉科副教授。1986年，他主持了一项研究，该研究发现住院儿童接受的镇痛药剂量是患同样疾病成人所接受的50%。在这些患儿中，与年长的孩子比，婴幼儿不太可能接受任何镇痛疗法[26]。谢赫特博士还牵头了其他研究，目的为探究医生对儿童疼痛的态度。他发现医生的信念导致了儿童疼痛治疗的不足[27]。

通过凯特琳病例，芬利博士明确了适当的疼痛管理具有改变个性的效果。在注射吗啡后，凯特琳又变回了被病魔折磨之前的小女孩。芬利博士说："这让她的家人在她死前拥有了6周多的时间陪伴那个曾经的她，而且她还回家过了圣诞节和新年。"现在，芬利博士家的墙上仍然挂着凯特琳在医院画的画，他说："凯特琳彻底改变了我的生活。"

治疗凯特琳的经验促使芬利博士与帕特里克·麦格拉思合作，两人共同撰写了第一部有关儿童疼痛的教科书，这本书几年前刚刚出版。芬利博士说："以前，关于疼痛教育没有正式的培训，直到凯特琳的出现，我才意识到这项工作势在必行。"接下来的几年，芬利博士与麦格拉思博士在达尔豪西大学和 IWK 医学健康中心合作，研究如何跨学科管理儿童疼痛[28]。起初，他致力于儿科姑息治疗中疼痛管理（如凯特琳的临终病例），后来他牵头实施常规医疗操作中的儿童麻醉（如骨髓活检）。芬利说："医疗操作可能会带来急、慢性疼痛，需要多学科、多团队合作，提供适当的镇痛疗法。"1995 年，他与麦格拉思博士共同创立了哈利法克斯儿科疼痛研究中心。

位于哈利法克斯、波士顿、哈特福德和西雅图的研究中心，已经成为儿科疼痛研究的发源地。在这里，研究人员对年轻科学家进行指导，使他们的研究影响逐渐扩大。薪火相传，这些年轻科学家拓展了儿科疼痛领域的专业知识并指导下一代研究人员和医生。最终，这些科学进步的孕育者将催生儿科疼痛研究的重要进展。

一日益壮大的研究队伍

1988 年，泰勒博士和克兰博士在西雅图主持第一届国际儿科疼痛研讨会。2 年后，作为国际疼痛研究协会的一部分，儿童疼痛特别兴趣小组（SIG）成立。该小组成员不多，只有十来位，但就是早年参与疼痛研究的这些研究者决定了该领域的未来。他们包括加尔文·冯·拜耳、艾伦·芬利、鲁斯·格鲁诺和塞莱斯特·约翰斯顿等加拿大人，查尔斯·伯德，埃利奥特·克兰、尼尔·谢赫特、加里·沃尔科和朗尼·泽尔茨等美国人，以及贡纳·L.奥尔森、玛丽亚·菲茨杰拉德、伊娃－莉莎·莫努克塞拉、琳达·弗兰克和里卡多·卡巴加尔等国际成员。现在，儿童疼痛特别小组（SIG）是该领域数百名科学家的学术和精神家园。

除了做儿童疼痛相关研究和维护患儿的利益，儿童疼痛科学家和临床医生还意识到有必要为其他领域的关心儿童疼痛的医务人员提供培训。来自加拿大的专业人士致力于使跨学科培训正式化，并建立了儿童健康疼痛（PICH）国际研究培训项目 [29]。自2002 年以来，该项目培训了来自世界各地的护理学、心理学、药学和基础科学的学员，为他们培训了儿科疼痛研究面临的困难，研究疼痛过程的方法和疼痛治疗方案。在过去的 20 年中，这个项目让来自世界各地的学员与该领域的资深研究者建立联系。比如说，来自佐治亚大学的研究生能与不列颠哥伦比亚大学的肯尼斯·克雷格博士合作，他是疼痛的非语言评估和儿童疼痛社会学方面的创新者。同样，来自英国巴斯大学的学员，有机会了解到西雅图的托尼亚·巴勒莫博士最前沿的研究成果。重要的是，该项目激励无数的研究人员（包括安娜）在该领域继续探索。最近的数据分析表明，PICH 受训人员发表了大量儿科疼痛领域的研究论文，这些研究促进了我们对儿童急、慢性疼痛的了解，帮助我们更好地治疗疼痛。

随着基础研究的创建，儿科疼痛领域变得越来越专业化，目前研究者正在积极地解决有关儿童护理的一系列具体问题。其中包括以下问题。

- 如何有效告知医院和社区有关减轻儿童急性疼痛重要性（包括疫苗接种以及简单的医疗操作）的知识。
- 为什么有些儿童在急性损伤或生病后出现慢性疼痛，而另一些儿童却没有。
- 睡眠在儿童慢性疼痛中的作用。
- 过去疼痛经历如何影响儿童日后的疼痛体验，我们如何用之减轻其痛苦和焦虑。
- 如何更好地利用医疗和心理干预治疗儿童慢性疼痛，以及如何帮助父母支持患儿。
- 疼痛如何影响几代家庭（安娜主要关注的领域）。
  - 有哪些创新方法可以评估婴儿和所有年龄段儿童的疼痛。
  - 如何改进术后镇痛药的使用。
  - 父母如何影响孩子对疼痛的感知，以及如何有效利用他们的影响。
- 如何改进癌症和其他慢性病患儿的疼痛管理。

在过去的 30 年中，科学家和临床医生一直致力于推广儿科疼痛管理，他们人数不多，但尽职尽责。现在，北美至少有 40

家多学科协作儿科疼痛诊所。即便如此，科学家们的重要研究成果以及整个儿童疼痛研究领域，仍然没有得到应有的重视，这令人非常遗憾。哪些主要原因导致了这种现状呢？研究成果从实验室进入临床实践通常需要很长时间[30]。更重要的是，文化规范和医学教条不容易改变。几个世纪以来，针对儿童和疼痛的曲解被奉为惯例，难以改变。直到今天，在医生和医学生常规培训中，只有几个小时的有关成人和儿童疼痛管理培训[31]。这导致大多数医生对如何有效治疗疼痛认识不足。正如我们了解到的，当患者无法用语言表达疼痛时，通常会被忽略。

这种常规做法意味着，在全世界范围内，仍需努力改善儿童疼痛管理。该工作也取得了可喜的进展。2008—2010年，哈佛大学的谢赫特博士及其几位同事（包括达尔豪西大学的芬利博士）成立了儿童友好国际组织（ChildKind International）。对于一些积极投身于从理论及实践层面、以循证儿科为基础的儿童疼痛预防、评估和缓解策略的医院，该基金会对这些医院进行资质认证。谢赫特博士说："我们需要作出医疗文化的改变和观念的改变，那些善良、体贴和慈爱的一线护理人员会改变当前局面。"该项目及其认证机构过程旨在通过政策、程序和方案来创造制度变革，从而提高儿童的舒适度，并改变医院儿童疼痛管理文化。

最近，达尔豪西大学的钱伯斯博士启动了"儿童疼痛解决方案"（SKIP）项目。该项目致力于将儿童疼痛管理的研究成果传播给最需要的人，包括医院、儿科医疗提供者和家长。该项目的目的是推广更多的基于循证医学的实践方案，让更多儿童获得那些研究证明有效的疼痛管理。SKIP 目前仅在加拿大运营，但可作为一种模式在其他国家推广[32]。

　　数十年来，芬利博士在世界各地演讲，旨在建立儿科疼痛管理的最佳实践方案，且确实看到了文化上的转变。"在早期，人们认为疼痛治疗对儿童太过危险，甚至认为儿童不会感觉到疼痛或记住疼痛，所以他们不想冒险尝试。即使在 20 年前，当我去其他国家时，从业者会说，'什么？你是说孩子真的会痛？'现在这种情况已经不多了，"芬利博士说，"后来，15 年前，我在不同的国家讲课，医务工作者会说，'哦，是的，孩子们可能会感到疼痛，但我们不知道该怎么治疗疼痛。'而 10 年前，人们会说，'是的，我们知道应对小儿疼痛的方法，而且正在努力实施，但不确定该如何实施。'确实如此，应对儿童疼痛的文化转变需要一步一步进行，不同的地方、不同的人转变的速度也不同。"

儿科疼痛管理的下一个前沿

　　1986 年，杰弗里·劳森的病例成为头条新闻。此后，在北美的各大医院，儿科手术的镇痛方案已经有了很大的进步，这一点是毋庸置疑的。此外，部分归因于现行的疼痛管理策略，儿童手术的效果也有所改善。

　　我们可以看看塔利亚的案例，2008 年，她出生于纽约的一家医院，生后几天，医生诊断她患有致命的心力衰竭。因为心脏缺陷，她接受了充分麻醉下的心脏直视手术，术后她也得到了适当的疼痛管理。接下来的几年里，在她的手术和医疗过程中，疼痛也得到了有效的控制。在她住院期间，父母可以定期陪伴她，这无疑在情感和生理上缓解了她的疼痛反应。研究已经证实父母的陪伴通常会起到这样的作用。

正如吉尔·劳森相信她的孩子在手术中一定会被适当的镇痛一样，塔利亚的母亲蕾切尔·戈德伯格认为医生会根据需要给她服用镇痛药。但与劳森不同，戈德伯格的想法被兑现了。戈德伯格一家人（以及无数其他患者）已经从过去他人的教训中受益。写这本书的时候，塔利亚已经 13 岁了，正在茁壮成长。

芬利博士提醒大家："对于成人和儿童的疼痛管理，我们还没有达到应该达到的管理水平。"不仅医生需要接受更多的疼痛管理的培训，家长也要学习，也要提高相关意识。就像人们对医疗事故零容忍一样，不进行疼痛治疗同样不能容忍。芬利博士说："一些事故如患者因为护栏没有立起来而坠床、中央静脉导管感染、药物过量等均需要及时报告和调查。同样，如果医生没有给患者使用足够剂量的镇痛药，也应该被调查。在医院，不进行疼痛治疗应该算作不良事件，出现这种情况时，我们该寻求改进方法。"

我们还应继续寻找一切机会来改善对儿童慢性疼痛的管理，即使在今天，一些医生也没有意识到这对儿童的影响。被慢性疼痛折磨的患儿通常会花 1~2 年的时间到处求医问药，最后才通过儿科疼痛中心的专家或医生团队找到合适的治疗方法[33]。而有些儿童根本找不到治疗方法。

很幸运，我们生活在一个进步如此之大的时代，但也不能忘记我们还有很远的路要走。目前，科学家和医生有足够的专业知识，能大大减轻各个年龄段儿童的疼痛的折磨。但是，想取得更大的进展还需要医疗专业人员和父母共同努力。这是我们可以做到的。杰弗里·劳森的例子告诉我们，当家长、医疗专业人员和媒体联合起来，我们就有无穷的力量来做出变革。

第 3 章

哎呦

如何减轻打针的疼痛

孩子第一次打预防针的时候，许多父母会感到焦虑。没人愿意看到孩子痛苦的样子，蕾切尔也不例外。大女儿莉娜出生后，蕾切尔还不知道该如何收拾尿布袋、打开婴儿车，然后她得把新生儿送到儿科医生的办公室接种疫苗，然后安抚孩子。但蕾切尔很幸运，作为一名健康报记者，她已经掌握了很多关于缓解儿童疼痛的知识。她读过多伦多大学药剂学教授安娜·塔迪奥的研究报告。塔迪奥教授毕生致力于研究如何在疫苗接种和其他医疗操作中减轻患儿痛苦。与塔迪奥博士交流时，她强调说父母可以做很多简单的事情来减轻预防接种的痛苦孩子打针的疼痛。

塔迪奥博士及其同事进行了大量研究，提出了一些常识性减轻疼痛的方法，如把婴儿抱在腿上（而不是让她躺在检查台上），让她吃母乳或喝奶粉，吮吸安抚奶嘴或蘸了糖水的布，这些措施可以大大减轻打预防针时的疼痛[1]。塔迪奥博士说："身体舒适、甜味和吮吸，这是婴儿的原始本能。注射疫苗时，这些操作可以分散他们的注意力，减轻哭闹。"这对蕾切尔和她的孩子来说确实有效。每次莉娜接种疫苗，妈妈都抱着她吃奶，以至于她一声也不哭。当蕾切尔听到隔壁诊室里接种疫苗孩子的尖叫声，再看看自己的平静的孩子，她无法理解为什么没有更多的人使用她学到的这种简单且神奇的方法。

她很快发现，原因是这些经过科学验证的方法尚未（现在仍未）付诸临床实践。在接种疫苗时，只有不到 5% 的儿童接受过疼痛干预。许多家长没有意识到竟然有减轻疼痛方法，因此也不知道去询问。即使父母真的去表示希望减轻孩子接受注射的疼痛，也经常遇到阻力。

后来，在小女儿安妮卡首次接种疫苗时，蕾切尔试图安抚孩子，她却受到了医生阻拦。搬去另外一个小镇后，蕾切尔发现这里的儿科医生并不知道塔迪奥博士的研究成果。第一次就诊时，护士不允许蕾切尔把安妮卡抱在腿上，也不允许孩子吮吸糖水或奶嘴，说担心她会呛住（在这种情况下，几乎是不可能的）。蕾切尔解释，在之前医生那里，她的大女儿使用过这些被广为接受的方法，且很有效。但护士坚持在未采用任何镇痛措施的情况下接种疫苗。后果可想而知，安妮卡厉声尖叫，与蕾切尔记忆中隔壁诊室孩子的哭声一样。在第二次疫苗接种时，蕾切尔携带了塔迪奥博士的研究论文并提供给医务人员，她想，有了论文证明这些方法的有效性，他们肯定会同意使用这些干预措施。护士却再一次拒绝，但她还是听从了护士的要求。然而，当天晚些时候，儿科医生打电话来责备蕾切尔，说她妨害护士的工作。显然，这位儿科医生并不理解她将年幼患儿及其父母置于何种弱势群体境地，也没有意识到减轻童年痛苦的重要性。

蕾切尔立刻更换了儿科医生。但全国各地有无数持类似态度的儿科医生。有些医生可能会问，疼痛有什么大不了的，只是被针扎了几下，对吧？这种观念是错误的。婴幼儿时期的疼痛经历对一个人有重大影响。塔迪奥博士说："接受注射时的反复疼痛的刺激可能会导致患者一生都对医生和针头产生恐惧[2]。"

不当处理针刺疼痛的危害

在美国，每年约接种 3 亿剂次疫苗（不包括 COVID-19 疫苗预防接种），其中绝大多数接种者是儿童。儿童在 18 岁前需接种约 54 剂各种疫苗，但其中一些可以组合注射，因此总注射次数少于这个数目 [3]。毫无疑问，疫苗挽救了无数人的生命。接种疫苗获得个人和群体免疫使我们免受致命性疾病的威胁，但是，大多数情况下，儿童的第一次疼痛经历也是来自疫苗接种。这些针刺经历和我们对疼痛的处理方式能够影响孩子的神经信号传递。如果接种疫苗的疼痛处理不当，它会对儿童后续的疼痛反应以及他们对医疗护理的感受产生不利影响。

塔迪奥博士的研究结果显示，超过 60% 的儿童和接近 25% 的成人会对针头恐惧。研究还发现，约 8% 的儿童和 7% 的成人拒绝接种疫苗的原因是害怕针头，尽管不接种疫苗给他们个人和群体健康带来威胁。对一些人来说，对针头恐惧可能发展为针头恐惧症（对针头的极度恐惧），除非得到治疗，否则这种恐惧会持续终生 [4]。

因此，接种疫苗时，积极主动的疼痛控制不仅能缓解婴儿当时的哭泣，还能防止他们日后对疼痛的过度反应和防止产生医学恐惧症，后者可能会导致人们拒绝所需的医疗护理。换言之，如果更多的医生认识到该问题（常规儿童免疫接种时控制疼痛），并积极应对父母的担忧和焦虑（通常源于他们自己过去的经历），则可以大大减轻许多人对必要的疫苗接种和医疗护理的反感。

　　　　　　　　痛在你身：如何面对孩子的身心疼痛

婴儿和儿童的针刺疼痛应该得到控制，这对医疗专业人士来说也是个新概念。2016 年，美国儿科学会（AAP）发布了一份更新的政策声明，强调在小型医疗操作中，改善和持续控制新生儿疼痛的必要性。该声明指出，婴幼儿时期反复的疼痛经历（如接种疫苗和足跟穿刺等）会对大脑发育和应激系统产生短期和长期的影响。经过几十年的研究，AAP 得出了明确的结论，即幼儿的针刺疼痛是一个重要问题，建议医护采取措施预防和减轻疼痛[5]。

减轻急性疼痛

针头注射时产生的疼痛归类为急性疼痛。当针头刺穿皮肤时，它激活了被称为疼痛感受器的神经末梢，伤害感受器通过脊髓（上行疼痛通路）向大脑迅速发出疼痛信号。在此过程中，疼痛信号会经过大脑中控制自主神经功能（如心率和呼吸）的诸多区域。因此疼痛体验通常伴随着痛苦、焦虑和恐惧的感受。这就提醒我们，我们需要行动起来或远离疼痛刺激。

然而，面对这一连串的疼痛信号，我们并非无能为力。我们可以采取一系列措施来影响大脑对疼痛信号的解读。例如，根据接收到的输入信息，大脑可能会发出指令："危险！危险！你正在遭受巨大的针头攻击！"或这样解释："哦，只是一根小细针，刺痛仅持续几秒钟，很快就好了。"如果能有效地应用缓解疼痛的方法，大脑可以弱化下行神经通路发送化学信号，从而可以减轻疼痛反应和相关困扰。

简言之，注射并不一定会引起严重的疼痛或焦虑。如果我们在孩子小时候就用这些镇痛方法，随着孩子大脑的发育，这些方法会融入孩子对疼痛的反应中。

注射疫苗时有效缓解疼痛的策略
- 将孩子抱在护理人员怀中或放在父母腿上。
- 让孩子吸吮甜味溶液（蘸了糖水的布或奶嘴）。
- 注射前或注射时哺乳或人工喂养。
- 鼓励儿童（如果足够大）放松和深呼吸练习。
- 分散孩子注意力。
- 打针前在儿童皮肤上涂抹麻醉霜。

◆ 抱着孩子

上述缓解疼痛的方法有诸多优点，首屈一指的是，这些方法比较容易理解、学习和付诸实践。其中多数方法被人们长期本能地使用。例如，妈妈们一直做的，当孩子感到疼痛和压力的时候，抱着安抚他们对于缓解疼痛很有效。过去 20 年的研究科学地解释了拥抱能让婴儿平静下来，特别是当婴儿与看护者肌肤接触时，这种身体接触有助于调节婴儿的心率，降低应激激素的水平，并帮助减轻哭泣和疼痛[6]。

痛在你身：如何面对孩子的身心疼痛

◆ 让孩子吸吮甜味溶液或哺乳

一种由来已久的减轻疼痛方法是在手术中给婴儿哺喂甜甜的液体。例如，犹太人在对男婴进行传统的割礼手术时，施术者会给男婴喝几滴甜葡萄酒（或让他们含着蘸了糖水的一小块布）。同样，在医院里，多年来护士一直偷偷地给婴儿提供含糖溶液。但直到 20 世纪 80 年代末到 90 年代，研究人员才开始认真评估这些方法有效性。他们进行了对照研究，比较了婴儿喝糖水和不喝糖水时对针刺疼痛的反应。这些研究表明，打针时喝糖水能减轻绝大多数婴儿的痛苦。在接种疫苗期间，母乳喂养和皮肤接触也有类似的作用，而且还会刺激催产素（一种感觉良好的激素，可减少痛苦和增加对疼痛耐受性）的分泌。同样在注射时让婴儿靠近母亲的乳房，也能减轻他们的痛苦，如果这无法实现，可以用奶瓶或蘸糖水的布来代替[7]。

◆ 让孩子进行放松练习

美国儿科学会建议在常规医疗过程中采用一些行为疗法来缓解疼痛。这些技巧包括放松、呼吸练习以及引导性想象活动（如让儿童想象平静的场景），这些方法可以减缓心率，帮助儿童将注意力集中在呼吸或想象的世界上，而并非疼痛。对于幼儿，父母甚至可以带着泡泡来吹，这将帮助孩子深呼吸[8]。

◆ 以其他愉快的方式分散孩子的注意力

简单的转移注意力方式——一首歌、一本书或电子游戏，也能减轻注射过程中的焦虑和不适。2014年，达尔豪西大学的研究人员对迄今为止所有与接种疫苗时分散注意有关的研究进行了文献综述，得出的结论是，转移注意力能有效减轻疼痛。这篇综述还强调，相比于被动分散注意力的方式，与孩子互动的转移注意力方式（如使用智能设备或玩游戏而不是被动地看视频）能更加有效地减轻疼痛和不安。无论什么方式，只要是能将注意力转移到打针之外的事物上，疼痛调节系统就会抑制疼痛反应，对神经信号的解读就不那么痛苦了。因此分散注意力不仅能帮助儿童忽略疼痛信号，实际上还能改变疼痛信号[9]。

◆ 提前使用局部麻醉药

在美国，医生很少使用局部麻醉药来减轻注射部位的疼痛。但在加拿大和欧洲，通常预先使用乳膏或贴剂（通常为利多卡因）麻醉注射部位。这样做的效果是，从一开始就阻止痛觉神经的活动。然而，需要注意的是，这种方法对抑制疼痛信号的下行传输没有任何作用。即使手臂是麻木的，大一点的孩子仍然可以看到针头打入身体，这会让他们想起之前的疼痛经历并感到焦虑[10]。

以上这些疼痛缓解策略，哪种最有效？佐治亚州立大学的心理学教授、亚特兰大儿童健康与医疗疼痛（CHAMP）实验室主任林赛·科恩一直在研究这方面问题。他的研究重点是找到不同年龄的孩子减轻接种疼痛的最佳方法。科恩博士在这一领域进行的先行研究之一是在 1999 年跟踪研究了一组四年级的学生，这些学生在 6 个月内进行了 3 次免疫接种。按照 3 次注射中接受疼痛干预的方式不同，学生们被随机分成 3 组：第 1 组通过看电影分散注意力（校医不仅让他们观看电影，还和他们互动询问电影中发生了什么）；第 2 组提前 1 小时（充分起效所需的时间）外用麻醉霜；第 3 组接受校医的常规护理（即未采用特殊的镇痛方法）。注射均由同一名护士进行，并对儿童的反应进行录像，对他们的疼痛和应对水平进行编码标注。研究发现，相比其他两组，看电影分散注意力的孩子表现出更少的痛苦和更多的积极应对行为（如深呼吸）。接受麻醉霜的儿童疼痛程度最高，可能因为在从涂药到注射的这一时间里，他们的疼痛预期水平有所上升[11]。

　　科恩博士的另一项针对常规疫苗接种的研究也得出了类似的结论，只不过研究对象是平均 7.5 个月大的婴儿。同样，婴儿也被随机分为转移注意力、使用局部麻醉霜或常规护理组。结果再次表明，平均疼痛程度最低的是转移注意力组[12]。

记忆很重要

　　你还不相信这些干预措施会对儿童产生真正的影响吗？人类在生物学上都有避免伤害的本能，我们能做到这一点的方法之一就是记住疼痛经历并从中学习。儿童打针这件事也是一样的。儿童在注射过程中感觉到疼痛，大脑会细心保存这些信息供以后参考。此外，在某种程度上，情绪化的体验，它的记忆往往更强烈。因此，当一个孩子因打针经历了高度疼痛时，打针的经历以及伴随而来的疼痛，就会被记住。孩子对后续的医疗操作的态度，会被这些记忆所影响。

有趣的是，在这种情况下，之前的记忆本身最为重要，而且这些记忆可能会被扭曲。加拿大艾伯塔省卡尔加里大学临床心理学副教授梅勒妮·诺埃尔主持的一项研究表明，儿童对疼痛程度的记忆通常与最初的感觉不同，而且他们对后续遭受类似疼痛的反应与他们记忆中的疼痛强度类似，远远高于当时真正感到的疼痛强度。例如，在她发表在《疼痛》(Pain)期刊上的一项研究中，研究者让8—12岁的孩子受到疼痛刺激——将他们的手浸入冰冷的水中（称为冷压任务），并让他们评估疼痛的程度。2周后，研究者让这些孩子们仅凭记忆评定当时这项任务的疼痛强度。一些孩子记得的疼痛比当时更强烈，而另一些孩子记忆的疼痛就没有那么严重。又过了2周，孩子们再次接受同样的疼痛刺激，并再次评估其强度。结果发现，那些记住更强烈的疼痛的人，给第二次同样的疼痛体验更高的疼痛评级。一般情况下，那些认为记忆里第一次疼痛强度比最初评定的更高的孩子把第二次疼痛刺激的强度评分评得又高了一些。总而言之，一个认为之前的注射经历比实际情况更痛苦的孩子会觉得以后的注射更让人痛苦，而一个认为之前的注射经历没什么大不了的孩子却不会这样。诺埃尔医生说："我们知道，针打完了，疼痛却没有结束。孩子对疼痛经历的记忆会影响孩子的一生[13]。"

幸运的是，记忆是可以改变的。一项发表于《儿科心理学杂志》（*Journal of Pediatric Psychology*）的研究发现，儿童能够通过记住疼痛经历的一些正面的细节（如得到了一个最喜欢的卡通贴纸）而忘记部分疼痛经历。因而，他们对即将到来的下一次疼痛经历就会不那么焦虑，能更好地应对。这项研究表明，父母可以通过重塑过去的记忆来影响孩子以后对疼痛的反应。例如，父母可以帮助孩子回忆接种疫苗时吃的棒棒糖或当时他们一起唱的歌，从而转移记忆的焦点，帮助他们忘记疼痛[14]。

诺埃尔博士说："孩子的记忆具有延展性和可塑性，我们发现，仅仅是在事后与孩子们谈论他们的扎针经历，实际上就可以改变他们对疼痛经历的记忆。因此在注射后，你要强调你希望孩子记住的事情，并帮他们建立信心，使其相信自己能应对这些痛苦经历。你可以告诉孩子，'你真勇敢！你打针的时候做了深呼吸，这真的很有帮助！'还可以对孩子说，'还记我打针的时候在我手机上看视频吗？这就是注意力转移，你实际上知道怎样转移注意力！'这些话有助于在积极的视角下重建记忆，为下一次孩子应对疼痛建立自我效能感。"

诺埃尔医生喜欢把这种记忆重塑当作一种反向安慰剂效应——一种回溯性的信念，认为疼痛并没有那么严重。他说："你可以改变对疼痛的记忆，这真的很神奇，而且在将来应对疼痛的时候能真的能起作用。"（这种方法甚至适用于术后疼痛，参见第 5 章。）

为人父母的力量

多数情况下，父母认为自己无法改变孩子在医生诊室的经历。但是，诊室里，即使是医疗专业人员主导，父母实际上也可以发挥重要作用。在接种疫苗和抽血之前、期间和之后，努力让孩子保持平静，这有助于减轻其疼痛。

加拿大多伦多约克大学心理学教授丽贝卡·皮莱·里德尔研究了父母对孩子疼痛反应的影响。在一项涉及婴儿和学龄前儿童接种疫苗的研究中，她发现，在打针前，父母的行为是孩子疼痛程度的重要预测因素。如果父母紧张、焦虑，孩子更容易紧张，感受更大的疼痛。相反，如果父母冷静、沉着，并在注射过程中提供减轻疼痛的方法，孩子更有可能更好地应对注射，感受到较少的疼痛。里德尔博士对此进行了总结："父母的行为是一种强大的力量，在接种疫苗前和接种期间给予细致的照顾可以减轻孩子的疼痛[15]。"

事实上，许多研究表明，父母对孩子的痛苦、恐惧和最终的疼痛程度有很大的影响。研究人员甚至通过研究父母在医疗过程中的行为，发现了一些有悖于直觉的经验。梅根·麦克默特里是加拿大圭尔夫大学儿科疼痛、健康和交流实验室主任兼心理学副教授，她研究了孩子常规抽血时父母的行为，研究结果令人震惊。当父母试图用诸如"别担心"和"没事"这样的陈词滥调来安抚孩子时，孩子会认为这是父母恐惧的表现。一定程度上，是因为父母在说这些话的时候，他们的表情通常会流露出他们的担

　　　　　　　　　痛在你身：如何面对孩子的身心疼痛

忧。经常会做出担忧的表情。相反，研究中有一些父母和孩子平静地讨论与抽血无关的事情（如墙上的海报），孩子认为他们的父母不那么害怕。结果表明，当孩子认为父母很焦虑时，他们只会更害怕。表现平静的父母，似乎是让孩子在面对疼痛和压力时保持镇定的关键因素，从而减轻孩子对疼痛的感知[16]。

安娜和她的丈夫用一个缩略词来描述这种心态：KIT，即保持冷静（keep it together）。虽然他们知道这可能很老套，但这句话提醒他们，父母表现得冷静、镇定、沉着对孩子来说很重要，即使你内心并不平静。安娜也很清楚，去看医生的时候，单单是准备好几个可以和孩子讨论的有趣的话题，就足以减轻孩子的恐惧和疼痛。用轻松的语气谈论愉快的事情以传递这样的信息，即这只是平常的一天，一切都正常。

如果你过去没有意识到这些方法，会怎么样？请你放轻松，总是有时间去做出改变。正如皮莱·里德尔博士所说："父母发挥积极影响永远都不晚。"

传播理念

多年来，儿科疼痛领域的研究人员深知，本章中概述的缓解疼痛的方法是有效的。但正如蕾切尔通过亲身经历了解到的一样，这些方法背后的科学依据还没有让每一位儿科医生信服。达尔豪西大学的克里斯汀·钱伯斯指出，通常情况下，研究成果需要 17 年才能从实验室走向临床实践，而 17 年跨过了一个人的整个童年阶段 [17]。由于不想让整整一代儿童错失应用这些（缓解疼痛的）疗法的机会，钱伯斯博士和其他几位科学家正在直接向孩子的父母宣讲。

例如，她与网络红人和家长团体合作，发起了一项名为"不一定要遭受疼痛"（it doesn't have to hurt）的社交媒体运动。通过短视频、博客等方式，向父母宣传减轻疼痛的方法，并鼓励他们在接种疫苗和其他医学操作中使用这些方法。

佐治亚州立大学的科恩博士也在用一种新方式与家长沟通。他的实验室正在研发和测试名为"养育孩子必读"（bear essentials）的家长培训项目，该项目能告诉家长学前儿童接种疫苗时该做什么和不该做什么。同样，东安大略儿童医院和渥太华大学护理学院合作，开展了一项"关爱婴儿"（be sweet to babies）的活动，通过视频展示如何缓解新生儿取血和免疫接种时的疼痛。

另一项举措是 2013 年由明尼苏达儿童医院和诊所实施的"儿童舒适保证计划"，该计划承诺尽一切可能预防和治疗年幼患儿的疼痛，并列举了父母期望医生采用的（缓解疼痛的）方法 [18]。例如，在医院接受注射的儿童可以使用局部麻醉霜、分散注意力、舒适的体位和服用甜味溶液等方法（取决于儿童的年龄）。项目发起者斯特凡·弗里德里希斯多夫说："通过尽可能消除疼痛，让孩子们看到医疗护理是为了帮助他们，而不是伤害他们，于是他们就不那么害怕了。"

　　　　　　　　　　痛在你身：如何面对孩子的身心疼痛

其他执业医师、医院和儿科机构似乎也在效仿。例如，回想一下总部位于波士顿的儿童友好国际组织的工作（第 2 章提到过），该机构呼吁世界各地的临床医生和医院改善疼痛管理，并认证这样做的医疗机构。那些明确将儿童疼痛管理作为优先事项，并由员工培训和医疗惯例中都明确涵盖疼痛管理的机构，儿童友好国际组织会给这类医院颁发认证。我们期待有一天每家医院和诊所都会得到该组织的认证，让患者和家长放心，在医院里孩子的疼痛会得到重视。

看儿科时的策略

怎样才能避免发生蕾切尔遇到的那种情况呢？如果医护人员不让你使用缓解孩子疼痛的方法，可以参考以下建议。

与儿科医生交谈，询问她对疼痛管理的看法。理想情况下，在你为家人选择医疗服务机构之前就应该做这个功课，以便能了解这个医疗服务机构免疫接种和其他医学操作时的常规做法。如果你在与医生签订医疗服务协议时没有核实（关于疼痛缓解方面的内容），赶紧核实。请记住，向医生提问始终是你的权利，如果医生的回答与你的需求不符，就换一家医院。

暂停一下。如果此时此刻，医务人员正在进行一个带来疼痛的医疗操作，而没有抽出时间来缓解孩子的疼痛，让他们暂停下来，以便你来考虑可能缓解孩子疼痛的方案。很有可能，在不违反规程的情况下，医院可以做一些事情来预防或减轻痛苦。如果这个医院没有解决方案，也可以（在大多数情况下）推迟医疗操作，直到你找到另一家可以缓解孩子疼痛的医院。千万不要因为被医院敦促而让你的孩子在没有恰当的疼痛管理的状况下接受医疗操作。

不要等太久。虽然在医院能够提供疼痛管理前推迟一个医疗操作是合理的。但请注意，如果这意味着你的孩子花更多的时间处于预期的焦虑状态中，拖延必要的程序可能会适得其反。

将你对针刺痛感与对免疫接种本身的恐惧和担忧区别开来。避免遭受疼痛不应作为放弃接种疫苗的借口。免疫接种挽救生命的益处远远比针头的刺痛重要。

避开没有帮助的信息。如果医生告诉你的孩子打针根本不会疼，或者敦促你的孩子要勇敢到底（特别针对男孩说，这是由于一些从业者有意识或无意识的偏见），请用你自己的方式来抵消这种说法。例如，告诉孩子打针或拔针时会疼一下，但很快就不疼了。然后，实施本章概述的以循证医学为基础的缓解疼痛的各种策略。在临床医生进行医学操作时，尽力分散孩子的注意力并保持淡定。

第 4 章

新生儿重症监护的伤痕

伤口愈合，但伤痕永远存在

1996 年 4 月，凯尔出生在加利福尼亚州的圣巴巴拉市，他早产了两个月。在此之前，他的妈妈凯莉没有任何妊娠并发症，所以凯尔的提前到来，对初为人父人母的双亲和他们的医生来说完全是个意外。毫无准备，这个新家庭被推进了新生儿重症监护室（NICU）的世界，炽烈的灯光昼夜常明、监护仪的报警声此起彼伏，以及呼吸机管路和静脉输液管路的束缚。

凯尔出生时只有 1.95 千克，他并不是新生儿重症监护室里最弱小或病情最严重的婴儿，但这并没有让这段经历变得更好一些。"他一出生，我还没来得及抱抱他，他们就把他送到了新生儿重症监护室。这对我来说是难以抚平的创伤，"凯莉回忆说，"这是我第一次感受到自己的动物本能，我当时在想，'马上带我去见我的孩子！'谁会知道孩子的感受呢？可能他也很震惊，在想'爱在哪里？什么东西在我身上戳来戳去？'"

这次意外的早产意味着，凯尔在出生后并没有立即被放在妈妈的身边，没有妈妈温暖的手臂拥抱着，没有妈妈独特的气味安抚着，没有机会本能地去吮吸妈妈的乳汁。恰恰相反，凯尔从他离开子宫的温床那一刻，就被送到了新生儿重症监护室，被剥夺了和亲人的联结。出生后的第一个月，凯尔没有机会享受父母的精心呵护。来到人世间最初的体验就是独自躺在保育箱里，身上插满了管子，接受用于改善呼吸和血氧水平的药物的注射。他还要忍受多次采血，每天由不同医护人员照顾他，与父母的互动也非常有限。

在他的肺部发育好之前，凯尔接受医疗干预对于他维持生命

　痛在你身：如何面对孩子的身心疼痛

是必要的，但新生儿重症监护室的很多做法都是值得商榷的。在医疗过程中，工作人员不会让妈妈凯莉拥抱或抚触凯尔，而且他们一般不鼓励任何接触，这在当时美国全国都很常见（在一些新生儿重症监护室现在仍然如此）。"护士们每次只允许我抱他或与他有身体接触 5～10 分钟，因为他们说超过这个时间就会过度刺激宝宝，"凯莉说，"但我深信，新生儿监护室的噪音和昼夜常明的灯光不仅在当时而且在后来也一直影响着他。我深信，对他来说，新生儿重症监护室的早产儿的经历，使得他的神经系统处于高度紧张状态。"

每一次刺痛都会产生影响

凯莉的信念不仅仅是一个母亲的直觉。她的信念是基于过去 30 年大量针对人类和动物的科学研究。专家发现，新生儿 NICU 中的婴儿通常每天要经历 7～17 个痛苦的医学操作。从皮肤刺痛到手术，每一次疼痛经历都会影响到他们将来承受疼痛和压力的方式。

每多一次医学操作，累积起来，对婴儿的神经系统和大脑整体发育都造成长期的影响。研究表明，在 NICU 中度过一段时间的儿童，出现感知问题、对疼痛过度敏感、发育迟缓、焦虑和其他行为问题的风险增加。婴儿经历的疼痛操作越多，上述风险就越高。

然而，有一个重要而令人鼓舞的信息，有研究表明，某些做法（其中许多是简单、安全、非侵入性和父母主导的）可以使婴儿在医疗过程中更加舒适，而且使用这些做法可以阻止负面效应的发生。而这些负面效应，若非以这种方式应对，会在疼痛结束后仍长期存在。

早产儿如何感知和表达疼痛

　　20 世纪 80 年代，新生儿医学还是一门新兴学科，科学家就进行了 NICU 经历对早产儿影响这方面的研究。研究中，科学家最初评估的指标之一就是这些幼小的、发育不成熟的小家伙们是如何感知和表达疼痛的。很显然，新生儿不会说话，也不能指着皱着眉头的图片来表达自己的疼痛程度。对待疼痛，早产儿不会使用足月儿所用的典型的信号做出反应。毕竟，早产儿在子宫里还没有度过（住满）整整 37～40 周的时间来建立神经传导通路，即将周边感觉系统（如感知到针扎）与大脑（用于感知到自己在遭受疼痛）连接起来。他们也没有在大脑的不同区域之间建立起所有的神经连接，使得他们表达出自己的感受，"我们想当然地认为对疼痛的反应是自动的。"温哥华英属哥伦比亚大学护理学助理教授、儿童医院研究所（Children's Hospital Research Institute）的儿科疼痛研究员曼农·兰杰解释说，"但这是系统中的一个成熟反应：大脑必须处理疼痛信号，然后必须对其作出反应，这涉及许多步骤和神经信号传导通路，而早产儿还不具备这些神经信号传导机制。从外部看，婴儿没有任何反应，但是这并不意味着他们的大脑中也没有反应。事实却恰恰相反。实际上，虽然他们发育不成熟，早产儿对外部刺激的反应更强烈，这些刺激对大一点的孩子或成人来说并不算疼痛。事实却恰恰相反。

的确，至少在 35 孕周之前，婴儿的大脑发育非常不成熟，以至于他们很难区分典型的疼痛刺激（如针刺）和典型的非疼痛刺激（如换尿布）。无法区分各种类型的接触的结果可能意味着，即使是看似温和的动作，如将婴儿从保温箱中取出以铺平床单，也可能导致疼痛和压力，这些所谓的疼痛对早产儿来说，就像是被针扎那样真实而深切。"

此外，虽然较大的儿童在经历疼痛刺激后能够自我调节，但早产儿还不具备这样的能力。兰杰博士说："早产儿还没有下行疼痛通路，该通路会释放内源性多巴胺，也就是我们体内的天然吗啡。所以早产儿无法抑制他们的疼痛反应，这就是为什么他们在经历刺激后感觉疼痛的时间更长。"

总之，与年龄较大的儿童或成人相比，早产儿在任何刺激下（无论是针刺还是静脉输液）都会感到更多的疼痛。

并且需要更长的时间才平复。无论早产儿对外部反应如何，在他们重要的神经发育时期，他们在 NICU 中经历的日常创伤在他们大脑中上留下了印记，这会影响到他们的成长。

那我们怎样能知道早产儿大致的感受呢？研究人员已经学

会了如何通过研究早产儿的反应（如第 1 章所简要讨论的）来评估他们的疼痛程度。自 20 世纪 80 年代以来，包括鲁斯·格鲁诺（不列颠哥伦比亚大学的心理学家、新生儿学教授兰杰博士的导师和合作者）和塞莱斯特·约翰斯顿（蒙特利尔麦吉尔大学的护理荣誉教授）在内的科学家已经证实，虽然婴儿啼哭的原因有很多，有些与疼痛有关，有些与疼痛无关，但我们观察到的早产儿的面部反应可以准确地表达疼痛和疼痛的强度。

尽管如此，通过观察面部反应来确定疼痛强度并不是万无一失的，所以研究人员还致力于确定疼痛的生理指标，包括心率加快、血压升高、血氧饱和度降低和呼吸频率加快。然而，由于生理指标也会受到非疼痛因素（如发烧和疾病）的影响，目前的共识是，任何试图评估早产婴儿疼痛的人员都应全面了解情况，考虑面部反应、生理反应、婴儿的胎龄和环境。

近年来，得益于神经科学的进展，对婴儿疼痛评估的研究变得更加细致。在一些研究中，研究人员正在使用脑电图和磁共振成像（MRI）技术来评估早产儿在接受必要医疗过程时大脑的反应。

凯莉的直觉又一次是对的。1997 年，在凯莉的儿子出生一年后，安娜·塔迪奥领导的开创性研究发表在《柳叶刀》上。该研究表明，那些在包皮环切术中没有注射表面麻醉药（一种麻醉膏）的婴儿，与那些在包皮环切术中注射麻醉药或没有接受包皮环切术的婴儿相比，在 4 个月和 6 个月大的时候接种疫苗时疼痛反应增强。简而言之，婴儿时期的痛苦经历会产生深远的影响。婴儿可能不会有意识地记住早期疼痛的过程，但他们的神经系统肯定记得。

NICU 疼痛管理的研究进展

如今，大多数大医院都有专门的疼痛管理医生，NICU 也一直致力于改善他们的疼痛缓解方案。但父母不要理所当然地认为每个 NICU 都能与时俱进，提供疼痛管理措施。鉴于研究成果需要很长时间才能被广为接受并付诸实践，总有一些 NICU 能够跟上疼痛管理的前沿发展，而其他 NICU 则不是。"我可以说，即使在北美，约 50% 的婴儿仍然遭受针刺相关的疼痛或组织断裂疼痛，他们的疼痛未得到缓解。"坎贝尔－杨博士说。

为了改善现状，坎贝尔－杨博士研究了为什么在某些情况下未实施皮肤接触的疼痛管理方法。她的研究显示，新生儿在重症监护室接受医疗程序时，35% 的时间里，他们的父母并不在身边。如果父母没有机会参与婴儿的医疗护理，他们如何能参与到疼痛管理之中呢？

根据坎贝尔－杨博士和许多其他儿科疼痛专家的建议，解决这个问题的关键是，父母从一开始就应该了解他们在新生儿重症监护室的重要作用。她正在开发一个在线学习平台，旨在教会父母如何在新生儿重症监护室安抚孩子，维护儿童的权益，以及如何最好地参与他们的全面护理。

坎贝尔－杨博士和她的博士生布里安娜·理查森还在开发一个名为"父母缓解孩子的疼痛"（parenting pain away）的在线问诊平台，旨在向怀孕母亲传授婴儿出生后如何缓解他们疼痛的方法。坎贝尔－杨博士说："我们知道，大多数婴儿在出生后就接受肌内注射和代谢血液检测筛查，这些程序应与孩子和妈妈皮肤接触或妈妈给孩子哺乳时同时进行。"无论婴儿是否在 NICU，出生之后的疼痛经历是帮助婴儿的神经系统向好的方向发展的机会。

幸运的是，对于如今的家庭来说，有关疼痛控制和父母参与疼痛管理的信息似乎正在普及，为孩子的生活带来了巨大的改变。加尔文和他的妻子是纽约市的居民，他们的儿子伊萨克于2016 年出生，患有一种被称为巨大脐疝的疾病，这种疾病是肠道在腹部以外生长的一种出生缺陷。伊萨克出生后的 14 个月都是在医院度过的，他接受了多次涉及腹部和心脏的手术，经历了难以想象的疼痛，但他的父母很早就知道如何安抚他的儿子，让自己也参与到儿子的医疗照护中。"我们很快了解到，帮助伊萨克的最佳途径是知情并维护他的权益，"加尔文说。"当时，儿子去了不同的医院，接受了不同医生的治疗，而我们是他唯一可以天天见到的人。我们记下了儿子就诊过程的大量笔记，我们才能让他在抽血及其他医疗过程中尽可能保持平静。"

这对初为父母的夫妻的确在亲身实践，他们既践行了父母在疼痛管理中的作用，也时时刻刻在握住孩子的手。"当护士在做一个医疗程序的时候，我们中的一人肯定会抱住儿子，他会看到熟悉的人在抱着他，而不是戴着冰冷手套的陌生人，"卡尔文说，"他们最终也学会了自己处理大部分医疗设备的维护工作，如更换儿子的气管切开插管（插在他脖子上的呼吸管）。我和我的妻子什么都做，我认为这有助于我们管理他的疼痛，并能更好地与他沟通。"

来自佛罗里达州迈尔斯堡的杰基生下的三胞胎 2019 年 NICU 住了 7 周，期间，杰基学会了如何安抚她的三胞胎，NICU 的工作人员鼓励她这么做。出生时，他们的体重都不到 3 磅，出生后 4 天内我们都不会把他们抱出保育箱，但护士们教了我们如何"用手拥抱"（上面描述的"鸟巢式护理方式"），这种触摸方式让孩子放松平静，而不是过度刺激。

三胞胎所在的 NICU 有私人病房有温和的灯光和需要耳机来收听的静音电视，这样婴儿周围的噪音和灯光不会给他们的感知造成超负荷的刺激。杰基说："工作人员解释说，NICU 里早产儿接受的很多触摸都不是积极触摸，所以他们让我们尽我们所能为孩子营造安全感——并教会我们如何在有人给他们更换尿布或者测量体温的时候，以令人放松的方式抱住和触摸孩子，护士还鼓励杰基和她的丈夫进行袋鼠式护理，并教会他们如何温和地给婴儿按摩，增强他们的活动范围，改善他们的感官发展，帮助他们的消化系统。我们的参与确实让我们这些父母成了孩子安慰者。"

缓解 NICU 中宝宝的疼痛

NICU 看起来像是一个医学专家领域，那里父母没有任何权威，但是以下建议可以帮助你对你的孩子的护理做出很大的改变。

- 询问 NICU 工作人员关于他们的疼痛评估和管理方案，并明确告诉他们，你希望你的孩子的疼痛能够得到预防或管理，以应对每一个可能的疼痛过程。此外，请考虑让工作人员将你孩子的手术或医学操作集中在几次进行（如果可能），以尽量减少她受到干扰的次数。
- 尽快开始袋鼠式护理和与孩子的皮肤接触（例如，握住宝宝的手）。抱非常小的婴儿可能很困难，很有挑战性，因为他们极其脆弱软绵。但是，一旦你敢于去抱，这种触觉连接可能对孩子疼痛管理起重要作用。
- 母亲不是唯一可以提供这种安全感的人；父亲和其他亲人也可以进行袋鼠式护理。
- 除了袋鼠式护理，还有一些非药物治疗策略帮助减轻你的婴儿在简单操作如针刺时的疼痛。母乳喂养（奶瓶喂养也可能有帮助），使用安抚奶嘴，抚触或用襁褓包裹婴儿，甚至口服蔗糖都可以缓解疼痛——如果可能，使用其中一种以上。
- 对于长时间的疼痛程序（例如，腰椎穿刺或导管插入），请NICU 工作人员给你的婴儿镇痛药。这些长时间疼痛过程中

　　　　　　　痛在你身：如何面对孩子的身心疼痛

可以使用包括局部麻醉药和可能的低剂量全身药物，如阿片类药物。

- 如果你的孩子出现疼痛症状，如坏死性小肠结肠炎（NEC）——一种会发生在早产儿身上的肠道炎症，请与你孩子的护理团队讨论，以了解正在给予的镇痛药。请注意，在这些病例中通常推荐阿片类药物输注。
- 如果你注意到婴儿的行为或反应发生变化，请立即提醒NICU医护人员。通常情况下，父母是最先注意到孩子疼痛的人。

记住，即使你不能陪在NICU中，你也要维护孩子的权益。对很多家庭来说，父亲或母亲无法每天都在医院陪着孩子。但是新生儿重症监护室通常有志愿者，他们可以抱着婴儿。如果您有兴趣为您的孩子提供这种选择，请告知工作人员。

无论NICU的环境是先进的还是落后的，对许多父母来说，与他们的孩子在一起，触摸他们，并尽可能抱着他们的简单行为，不仅能为住院的婴儿，也能为父母带来安慰。父母陪在孩子身边会让这个家庭变得更平静、更快乐、更健康。

当然，如果孩子住院时间较长或需要在远离家庭的医院接受专门护理时，他们的父母无法从工作中或者照顾其他孩子的任务中抽出时间，无法一直陪在NICU照顾孩子。在这些情况下，护士和医院志愿者可以代替父母，提供镇静触摸和舒缓干预。父母应有权要求NICU工作人员确保在需要时采取减轻疼痛的措施。

即使不在孩子身边，父母也可以敦促医院为他们的孩子提供疼痛管理。

　　生孩子、照顾新生儿（对妈妈和爸爸们）在身体和精神上都是令人疲惫的。而新生儿如果需要立即就医，这对父母而言这是一个难以承受的巨大负担。"我儿子早产，我花了很长时间才处理好我儿子早产带来的创伤，"凯莉说，"她的儿子凯尔现在在法学院读研究生。他现在长大了，成了一个强大、有能力的成年人。"但在儿子长大的过程中，凯利始终无法摆脱凯尔身体虚弱、需要保护的感觉。良好的管理疼痛，以及让父母有能力成为孩子医疗照护过程的一部分，这个方法可以尽量减少孩子在 NICU 的经历给家庭带来的压力；父母参与孩子的医疗照护为孩子神经系统的发育提供了最佳的支持。

第 5 章

手术、医院小程序和医院访视

如何准备，以及孩子如何记住这些

孩子们经历医院环境的情况越来越普遍。在美国，每年大约有 500 万儿童接受手术和其他需要麻醉医疗程序。这包括大型住院手术（如脊柱融合术），小型门诊手术（如扁桃体切除术和鼓膜置管术），以及其他需要镇静的手术（如结肠镜检查和腰椎穿刺）。由于医疗技术的进步以及支付安排和保险的变化，这一数字在过去十年中稳步增长 [1]。欧洲需要麻醉的儿科手术数量也在增加 [2]。此外，数百万慢性疾病和存在短期疾病的儿童需要定期接受抽血、静脉置管、注射和缝针，作为他们治疗的一部分。因此，大量儿童发现自己在医院、紧急治疗机构和手术中心面临会导致疼痛的治疗程序，这些程序通常令他们感到害怕，并给他们的父母带来压力。

尽管有些疼痛是手术所致和不可避免的，但医生和父母可以做很多事情来将其最小化，然而，不是所有这些都总是能够实现的。自从 20 世纪 80 年代杰弗里·劳森的悲剧性手术后，我们取得了巨大进步，但我们仍能做得更好。幸运的是，研究人员将会继续完善儿童接受医疗程序的疼痛缓解策略，父母也将继续支持这些策略。

帮孩子学习掌握控制权

17 岁的温迪住在波士顿郊外，她在很小的时候就了解到手术和医疗程序的痛苦。在她 3 岁的时候，她感染了大肠埃希菌（一种细菌感染），从一个健康、无忧无虑的学龄前儿童变成了连续几周的全职住院患者。在温迪的病例中，大肠埃希菌感染导致了一种被称为溶血性尿毒症综合征（HUS）的疾病，引发了一系列复杂的医学问题（包括心力衰竭、癫痫，以及肠道、胰腺和肾脏损伤）。到温迪 5 岁的时候，她已经多次使用呼吸机，做了几次手术来切除部分肠子，还做了肾脏移植，胰腺的损伤导致她患上了糖尿病，需要依赖外部胰岛素。

温迪的母亲达西说，她早年经常去急诊科，在医院住了两百多天，这让她感到恐惧和不知所措。但她马上解释说，她和她的家人也学到了很多关于如何通过医疗程序、长时间住院，以及慢性疾病带来的生活需求的知识。

多年来，被达西称为"勇敢、脆弱的战士"的温迪，已成为控制恐惧和痛苦的专家。温迪说："当我小的时候，我要做血液检查，我常常需要五六个人按住我，因为我非常害怕打针，但从那以后我平静了很多。""针扎进我的身体，我感到很舒服，因为我不得不这么做很多次。"帮助她走到这一步的一件事是，她的父母决心让她尽可能多地控制医疗状况，以及她自己的身体。这始于一些小的选择：戳哪根手指来检测她的血糖，如果她血糖过低，吃什么零食。温迪选择在手术前一晚吃选中的零食，她可以闻到麻醉面罩的气味，此外，还会让她挑选带到医院的毛绒动物（每次都是泰迪）。

"随着温迪逐渐长大，我们试着给她更多的控制权和选择。"达西说。温迪现在上高中了，但她的健康状况仍然存在问题，而且作为移植幸存者，她的免疫功能受损，所以她因感染而进急诊室的情况并不少见。"她仍然有障碍，她仍然有糖尿病，她仍然每天服用药物，担心感染，并有一些饮食限制——但她不会因此而退缩。"达西解释说，她指出温迪现在游泳、跑步，并参加了足球队。毫无疑问，部分是因为温迪的父母对她的依赖，她也想出了自己的做事方法。"当我的静脉注射疼痛时，我要一个暖包，因为静脉注射中的液体是冷的。暖包并没有真正麻痹疼痛，它只是温暖了它，使我的手感觉更好，"温迪说，"有时你必须冲洗静脉，我喜欢自己做。护士会做得快一些，但慢慢来感觉更好，我也想控制它。我喜欢控制进入自己身体的东西。"对医院里的孩子来说，掌控他们的部分经历是至关重要的，特别是因为他们的治疗和生活的许多其他方面都是他们无法控制的。

学习预期什么

温迪和达西甚至想出了一种方法，帮助其他孩子在医院里感到更有控制权，不那么害怕。他们起草并帮助制作了一个动画视频，由温迪解说，解释了孩子们去急诊室时会看到什么和做什么[3]。该项目由温迪和达西构思，并与波士顿儿童综合医院的一个团队共同开发，现已在该医院的网站上发布。在视频中，动画形象的温迪（身穿深粉色卫衣，头戴亮绿色帽子）虚拟参观了急诊室，告诉孩子们他们可能会遇到的护士和医生，

痛在你身：如何面对孩子的身心疼痛

并展示了孩子们可能会经历的典型流程。达西说，这样做的目的是让孩子们在恐惧和痛苦中到达医院时能够掌握信息。达西说："你想想看，每次你坐飞机时，你都会得到有关飞行过程中会发生什么情况的指示，包括在紧急情况下可能会发生什么。如果你在医院等诊的时候得到一些指导或信息，你不会感觉更好吗？"

温迪和达西的想法完全正确。提供儿童友好的医院信息是研究人员发现的有效减少儿童术前焦虑的方法之一。许多其他医院也提供适合年龄的手术准备项目，无论是通过视频参观，亲自访问或绘本。通过给年轻患者一个视觉叙事，告诉他们未来会发生什么，所有这些形式的教育准备减轻了孩子们对未知的恐惧[4]。

手术前让孩子冷静下来

虽然在医疗程序之前减少压力和恐惧本身是一个重要的目标，但它实际上有双重目的。研究表明，当儿童在手术前较少焦虑时，他们往往会有较少的术后疼痛，术后几天需要较少的镇痛药[5]。我们再一次看到，压力和恐惧是如何与疼痛的感知复杂地联系在一起的。多年来，科学家和临床医生一直致力于改进手术过程中的一个环节，那就是关键的诱导期，也就是麻醉进行时，孩子正在进行从清醒到无意识的意识转变。

请记住，手术室可能看起来像一个可怕的地方，尤其是对那些可能不完全明白自己为什么在那里或将发生什么事的孩子来说。明亮的灯光、冷冰冰的墙壁、哔哔作响的机器和一群蒙面的成年人在房间里忙碌着，这让人感觉不到平静。因此，在诱导术的关键时刻，当麻醉面具被戴在脸上时，对孩子来说可能是创伤性的，对父母来说是压力性的——而在这段时间缓解焦虑可以显著改善手术体验。

目前，有证据表明，分散注意力（看似简单的解决方案）是诱导过程中让孩子平静下来的最好方法之一。研究人员发现，在诱导前让孩子玩电子游戏，在诱导过程中给孩子看视频，使用催眠技术都是有效的术前分散注意力的方法[6]。值得注意的是，在某些情况下，它们在镇静儿童方面的效果与通常在手术前给予的诱导睡意和放松的药物一样有效[7]。分散注意力的方法也会产生持久的影响。在研究中，那些在手术前通过电子游戏或催眠来分散注意力和安抚情绪的儿童在术后一周内的行为问题更少。

在最近的一项研究中，一组6—12岁的儿童在手术前一小时被教授了一种放松引导的想象技术，而另一组儿童则接受了标准的术前护理。只花了15分钟的培训，教孩子们如何放松从脚尖到头顶的肌肉、想象最喜欢的地方或经历而记住与之关联的放松感觉（例如，回忆去海滩的家庭旅行，想象脚趾之间的沙、大海空气的气味、微风轻拂手臂的感觉）。然后，当孩子们即将进入手术室时，他们被要求重复这个练习。研究人员发现，与没有学习放松技巧的孩子相比，学习放松技巧的孩子在诱导麻醉时的焦虑和术后的疼痛明显更少[8]。

需要注意的是，父母并不一定要成为想象引导技术的专家来帮助孩子从这些策略中受益。有一些应用程序可以引导孩子进行放松练习，孩子们可以自己做，也可以在父母的帮助下做。此外，许多医院的工作人员中都有被称为儿童生活专家的认证专业人员，他们的工作是帮助儿童应对医疗环境。这些专家接受过培训，通过提供分散注意力（如视频、泡泡、挤压球和游戏）、呼吸练习（可能包括吹风车）和图像引导来减轻孩子在医疗过程中和手术前的压力。有些人甚至教孩子如何自我安慰。

证据还表明，手术前的整体环境对孩子经历的焦虑和疼痛程度有很大影响。我们知道这一点，部分是因为加州大学欧文分校的儿童麻醉师、压力与健康中心执行主任泽夫·凯恩领导的研究。我们所知道的关于减少儿童对手术的压力和恐惧的很多知识都来自于他的工作。在早期的一项研究中，他观察了典型的嘈杂、忙碌和明亮的医院环境对接受手术的儿童的影响。本研究中患儿被随机分为两组，第一组（高感觉刺激组）在术前环境中处于标准环境，第二组（低感觉刺激组）在术前处于较为舒缓的状态的环境中。具体来说，后者被安置在一个灯光昏暗、古典音乐轻柔播放的房间里，每个人只由一个提供者照料。低感觉刺激组患儿诱导期焦虑程度明显降低，合作程度明显提高[9]。尽管人们已经普遍认为，一个平静的术前环境可以安抚儿童并改善他们的预后，但并不是所有的医院都能提供这种环境或具备满足儿童基本需求的设备。家长最好提前向医院工作人员询问术前环境，并在可能的情况下要求以儿童为重点的干预（本章末尾提供了关于儿童手术前准备和缓解恢复期的建议）。

凯恩博士还研究了在麻醉诱导过程中，父母在手术室里对孩子是否有帮助。令人惊讶的是，他的发现是，仅仅有父母在场，并不足以减少孩子的焦虑或提高合作。毕竟，有些父母看着孩子进入手术会感到焦虑，可能没有有效安抚孩子的精神状态[10]。因此，父母在手术前与医院工作人员交谈是很重要的，以确定他们是否可以在手术前进入手术室，如果可以，他们如何在这种情况下最有帮助。一些医院提供资源，教育父母如何让他们在病房里最具支持性。

记忆的作用

在第 3 章中，我们讨论了儿童对接种疫苗的记忆如何影响随后的疼痛反应。同样的道理也适用于接受手术和其他疼痛的医疗手段的儿童。科学家们甚至表明，儿童不仅会在以后的生活中记住手术或手术过程中的疼痛，这些记忆还会影响他们以后对镇痛药的反应。研究表明，在医疗过程中没有得到充分镇痛治疗的儿童比那些得到适当镇痛控制的儿童更有可能在随后的疼痛治疗中需要更高水平的镇痛药物[11]。卡尔加里大学心理学副教授梅勒妮·诺埃尔说：“孩子记不住的观念导致了很多痛苦。”她很快又补充说：“我们现在知道得更多了，孩子对经历的回忆是可以重塑的。孩子们的记忆很容易受到暗示，成年人对孩子们谈论这些经历的方式实际上会改变他们对这些经历的记忆，并影响他们对未来疼痛的预测。"

在最近的一项研究中，诺埃尔博士和她的团队在两个时间点对接受扁桃体切除术的年轻患者进行了检查，一是在手术后立即评估孩子们的疼痛水平，二是在两周后与他们及其父母会面。在第二次会面中，父母们被要求像往常一样和孩子们谈论手术，在交谈了一段时间后，孩子们被要求回忆他们在手术后感到的疼痛程度。令人惊讶的是，当父母使用更积极的语言，而不是专注于痛苦的经历时，孩子们对手术后疼痛的记忆比他们最初评价的要轻。这些孩子比那些与父母谈话时更关注痛苦的孩子形成了更多的积极记忆 [12]。我们叙述自己的故事，反过来，我们记住的故事，可以为我们未来对痛苦程序的反应奠定基础。

诺埃尔医生强调，在治疗过程和手术中首先有效地控制孩子的疼痛是至关重要的，但她也希望利用记忆的力量来缓解孩子随后的疼痛。诺埃尔医生说："我们已经证明，你可以在 15 分钟内教会父母如何与他们的孩子交谈，并让他们的孩子以积极的方式记住手术。仅仅通过之后的讨论，你就可以重塑孩子们如何在他们的余生中记住这段经历。"

诺埃尔医生对父母的建议是什么？如第 3 章所述，在痛苦的事件或经历发生后立即谈论它们，但不要通过重复使用"疼痛""哎哟""伤害"等词汇来唤起痛苦的感觉。相反，把注意力集中在体验的其他方面，如手术后带着冰棒来的好护士，或者大厅里酷炫的鱼缸。她还建议父母们谈谈孩子们在手术前、手术中或手术后用来保持冷静的策略。肯定这些可以帮助孩子建立自信心，让他们相信自己有能力处理这些经历。例如，你可表扬下你的孩子在抽血时做了很好的深呼吸，或者在静脉注射时专注于电子游戏。对患有慢性疾病的儿童来说，表扬他们并提醒他们用已经用过的方法来改善自己的体验，对他们来说尤为重要，因为他们必须反复经历痛苦的治疗过程。

缓解术后的持续疼痛

在过去的几十年里，儿科麻醉师极大地改善了对儿童手术中疼痛的管理，而科学家们仍在研究如何减少大手术后持续存在的疼痛。西雅图儿童医院的儿科麻醉师、华盛顿大学的副教授詹妮弗·拉比特领导的一项研究发现，大约 20% 的儿童在大型外科手术，如脊柱融合后 12 个月仍有疼痛感[13]。

拉比特博士的研究重点是青少年的手术疼痛，据他说，除了全身麻醉外，医生开始在手术中更频繁地使用局部麻醉（成人和儿童都适用），以防止术后持续的疼痛。这种方法包括在神经簇附近注射局部麻醉药，以麻痹手术聚焦的身体区域。"对于孩子来说，局部阻断通常在他们睡着后，但在手术开始之前进行，"拉比特医生说。"我们的目标是减轻手术后的疼痛。"她指出，这种方法可以非常有效地减少手术后的短期疼痛，这也可能导致减少长期疼痛。

预防顽固性疼痛也减少了对术后高剂量阿片类药物的需要。拉比特博士解释说，阿片类药物（通过附着在中枢神经系统和大脑的受体上来抑制疼痛）确实是儿童在手术期间和手术后经常需要的。但是因为这些药物有严重的不良反应（包括呼吸问题、嗜睡、恶心和成瘾风险），所以应该只在需要的时候使用。拉比特博士说："在全国范围内，人们对儿童接触阿片类药物有很多担忧，并把重点放在减少这种情况上，但在许多情况下，我们没有提供其他治疗。"这在临床医生和家长中造成了困惑，不知道手术后应该给孩子开哪种镇痛药。

最近的证据还表明，在扁桃体切除术等门诊手术后使用阿片类药物与减少并发症或减少因疼痛或脱水而来的复诊无关；相反，阿片类药物增加了手术后便秘的可能性[14]。这表明阿片类药物并不是治疗术后疼痛的最佳方法，尤其是单独使用时。幸运的是，现在有了给手术后的儿童开阿片类药物的处方新的临床指南[15]。还有一种趋势（以及对扁桃体切除术等特定手术的新建议）要求医生在手术中和手术后同时开非阿片类镇痛药和阿片类药物。研究表明，添加对乙酰氨基酚（泰诺）或非甾体抗炎药，如布洛芬，可以减少充分控制儿童疼痛所需阿片类药物的数量[16]。

尽管如此，家庭不应该对孩子术后的感受有不合理的期望。"我们不能用我们的疼痛治疗消除所有的疼痛。认为术后疼痛可以完全感受不到是不现实的。因此，如果孩子们被告知'别担心，我们会治疗你所有的疼痛'，那么他们在术后就很难感受到疼痛，"拉比特博士说，"有必要让他们对手术后的现实情况和安全情况有所准备。"

当然，也有非药物的方法来减少术后疼痛。就像在手术前减少孩子的焦虑一样，确保他们在手术前获得充足的睡眠也很重要。拉比特博士领导的研究发现，与每晚睡眠充足的儿童相比，术前一周睡眠时间较短的青少年在术后两周疼痛强度更高。睡眠和疼痛之间的强烈相关性表明，在手术前得到足够的休息对孩子的恢复有很大的影响。

父母如何激励孩子获得充足的睡眠，并积极参与他们的术前健康？考虑到许多青少年抵制父母的督促，以努力维护他们的独立性，您可以考虑将这项任务外包给智能手机应用程序。拉比特博士及其团队为年轻人开发了一款应用程序，可以在手术前后使用，教给他们已经证明可以减少焦虑和疼痛的心理和行为策略（如深呼吸）。这款应用的设计目的是让孩子们从一开始就掌握缓解疼痛的工具，它还有助于建立所谓的疼痛自我效能—— 一种对自己控制疼痛能力的信心，研究表明，这与术后更好地从疼痛中恢复有关[17]（回想一下温迪的理解，她对自己的身体和照顾自己的能力越强，她的感觉就越好）。拉比特博士及其团队希望看到该应用程序的有效性在临床试验中得到验证，然后将其广泛推广给青少年和家长。在 COVID-19 大流行之后，许多临床医生和患者放弃了面对面的预约，而更习惯于数字化的选择，很容易想象这款应用程序对许多用户多么具有吸引力。

最后，在孩子手术前对父母进行指导是关键。"我们需要帮助父母做好准备，让自己处于一个好的状态，这样他们就可以让孩子平静下来。"拉比特博士说。在一项针对接受大手术的儿童的研究中，她发现，当父母在手术前夸大孩子的疼痛时，这些孩子经历的疼痛强度比父母没有这样做的孩子要高。就像许多痛苦的经历一样，冷静和镇定的父母会给孩子传递信心的信息，帮助他们让艰难的经历变得更容易忍受。

即使是那些在家里挣扎着控制疼痛的年轻人手术后，这种经历也有积极的一面[18]。"很多青少年告诉我，他们学到的应对手术的技巧在他们的生活中仍然在使用，这让他们变得比他们本来应该成为的人更强大且与众不同，"拉比特医生说，"你也可以利用这些技能在以后的生活中面对其他挑战。"

当你没有时间准备

安娜童年时最鲜明的记忆，是在她 8 岁那年。她推开她家的一扇大滑动玻璃门，就在门"咔嗒"一声关上的时候，她 2 岁的妹妹把手伸进了门框。在一片模糊的鲜血和尖叫声中，安娜看到妹妹的小拇指悬吊着。值得赞扬的是，安娜的妈妈在告诉安娜用纱布把手指包起来时，仍然保持冷静，并且立即去急诊室了。安娜清楚地记得坐在候诊室里（感觉很恐惧），听到妹妹缝针时的尖叫声。当时，安娜还能理解她的尖叫。但现在，安娜是一名儿科疼痛心理学家，她意识到，尽管医院的首要任务是重新接上指尖，但有很多事情可以做来缓解她妹妹的痛苦。不幸的是，在今天的许多医院，情况可能没有任何不同。

哈佛医学院儿科和急诊医学副教授巴鲁克·克劳斯正在努力改变这种状况。他发现，即使是在急诊室这样快节奏的医疗环境中，孩子们来到这里时既害怕又痛苦，医生也可以在很短的时间内与他们建立信任，这是缓解他们焦虑和减轻他们痛苦的第一步。

那他是怎么想到的呢？25年前，当克劳斯博士开始在急诊室的环境下与儿童打交道时，他意识到自己比一些资历较深的同事更容易让儿童平静下来，并与他们互动。他很快否认了任何关于他天生比其他临床医生更有才华或具有与儿童打交道的"正确性格"的说法。相反，克劳斯博士意识到他是在用一套技巧来获得孩子们的信任，但只是凭直觉，那时候，他还不能确定。为了了解在他自己的方法中起作用的是什么，他开始拍摄他的临床工作，并研究儿童发育和非语言交流，以便为他正在做的事情创建一个方法论。正如他所说，他建立了一种"让直觉变得显而易见"的方法。

"我花了接下来的15年构建和理解我所做的事情，"克劳斯博士说，"重新构建它，使它可以教给其他人。"他的方法的核心是让孩子们从恐惧转向信任[19]。这不是让他们从恐惧变成无恐惧，而是让他们从恐惧转向信任，所以这真的是一种关系，一种人与人之间的联系。一旦建立了信任，孩子们就不那么紧张，更愿意合作，这就更容易让他们参与进来，控制他们的疼痛，并提高他们对医疗程序的整体体验。

　　克劳斯博士穿着蓝色的衬衫，声音温柔，让人想起了弗雷德·罗杰斯的精髓，除了红色毛衣。他的方法可能是系统的，但它是建立在同情的基础上，他说，这始于观察。当他走进检查室时，他会注意孩子的面部表情、举止、姿势和对他的反应。（这个孩子黏着他妈妈吗？他在看你的时候犹豫吗？当你靠近他的时候，他会不会陷得更深？）克劳斯还会仔细观察父母，以了解父母和孩子之间共享的情绪状态。他说："父母和孩子之间有一种宽频无线的情感联系，而且是双向的。"他们相互依赖，他发现当他能和孩子交流时，父母也会放松下来。

　　一旦克劳斯博士理解了孩子的情绪状态，他就会用与孩子行为相匹配的技巧来回应。例如，他可能会像孩子一样双手合十，同时注意身体的界限。如果孩子到了会说话的年龄，他会以一种不具威胁性的方式吸引他们，让他们注意一件衣服或一个与受伤无关的身体特征（例如，"我看到你的衬衫上有一只粉红色的独角兽。""你的头发是棕色的，卷曲的。"）。如果孩子看起来很愿意接受，他可能会靠近他们，问他们是否想摸摸他手里的压舌板（"你想拿着这个特殊的工具吗？"）。所有这些互动使孩子对他的存在和触摸不敏感，这样就抓住了孩子的注意力，并开始建立信任。

　　此外，克劳斯医生能够把孩子的注意力引导到一项吸引人的任务上，如给一幅画上色，同时他会把孩子的不安和痛苦降到最低。他说："你可以使用任何适合特定孩子的方法，并固定他们的注意力。"克劳斯的导师是受人尊敬的儿科医生 T. 贝里·布拉泽尔顿，他改变了我们对儿童发展的现代理解。当然，克劳斯博士使用的方法并不能确保孩子在医疗过程中永远不会感受到任何压力。但他指出，他不太担心孩子在手术过程中的某个时刻会有一点压力或不舒服，他更关注的是在医疗环境中创造一种普遍积极的体验，这样就不会给孩子留下"情感创伤记忆"。与诺埃尔博士对记忆的看法类似，克劳斯博士认为，孩子们从医疗经历中获得的记忆可能会产生持久的后果，但它们不是不可改变的。他说："幸运的是，一个孩子可能会有 10 次消极的经历，如果你在第 11 次经历时给他们一个积极的经历，这几乎可以逆转（消极的经历）。"

虽然克劳斯博士的方法更类似于熟练的心理学家使用的技术，但他已经证明，他的方法很容易学会，而且他坚信，它应该成为整个医疗保健行业标准实践的一部分。"我的目标是改变医院的文化，因为你不需要成为医学博士或注册护士，就能读懂孩子的暗示，并对他们做出恰当的回应。接待员可以这样做，X 线技术人员可以这样做。想象一下，如果医院里每个人在每个阶段都关注（孩子），"他强调说，"这将是非常大的改变。"

痛在你身：如何面对孩子的身心疼痛

你的孩子可能需要的手术建议

术前

- 在决定何时告诉他手术或程序时，要考虑到孩子的年龄和性格，以及讨论多少信息。一部有关就医的儿童读物可能是一个很好的起点。如果你的孩子 5 岁或更大，问他是否对将要发生的事情有疑问。回答时要采用适合年龄的解释。

- 询问医院是否提供视频或亲身参观，让孩子们为手术过程做好准备。还要了解你的孩子是否会得到医院儿童生活专家的帮助。

- 不要犹豫，打电话给医院，讨论你的任何问题或担忧，特别是如果你的孩子有慢性疼痛或麻醉的负面经验。工作人员应该能够回顾医疗团队可能使用的策略来减少术后持续疼痛的风险。

- 在手术前几周，帮助你的孩子练习镇定技巧，比如深呼吸、肌肉放松和引导想象。

- 确保你的孩子在手术前一周有充足的睡眠。

- 在等待手术开始的时候，准备一些分散孩子注意力的活动。现在不是限制屏幕的时候。如果有一个新的应用程序或游戏，你的孩子一直想尝试，考虑把它留到手术那天，这样他就有新的分散注意力的东西来保持他的兴趣。

- 引导您的孩子在术前的放松技巧。

术后

- 询问您孩子的医疗团队在康复过程中会发生什么，您的孩子可能会有什么身体上的限制，以及他什么时候可以恢复正常活动。您的孩子能越早起床并安全活动（不要过度活动）就越好。
- 不要完全依赖阿片类药物来控制术后疼痛。向您孩子的医生或护士询问是否可以 24 小时服用对乙酰氨基酚，以减少对阿片类药物的依赖。
- 让孩子看他最喜欢的电视节目，与朋友和家人视频聊天；在恢复期，这些干预将有助于减少疼痛和焦虑。
- 要知道你的孩子可能需要额外的睡眠来帮助他的身体愈合。
- 鼓励您的孩子逐渐回到活动中。如果物理或专业治疗是您孩子术后护理的一部分，这些治疗师可以提供指导如何这样做。

如果您觉得您的孩子因为手术的某些方面感到极度痛苦或受到了创伤，就要寻求帮助。儿童可能因为医疗经历而遭受创伤，有专家（包括心理学家）可以提供帮助。国家儿童创伤压力网络也提供提示表，帮助儿童应对住院和出院后出现的问题。

为包皮环切术、抽血和其他小型手术做准备

研究表明，尽量减少针头刺痛和其他小手术的疼痛，不仅能让孩子在当时感觉更舒服，还能影响他们在后续手术中感受到的疼痛程度。为了预防和缓解不适，可以实施以下策略。

- 事先要求进行局部麻醉。例如，在包皮环切手术之前，无论是由医生还是由割礼人做的，都要确保实施手术的人在做切口之前涂好了麻醉膏。

- 给孩子肌肤接触。在抽血等手术过程中，抱着你的宝宝或搂抱着大一点的孩子可以减轻他们的压力和疼痛。甚至牵手也能增加舒适感。

- 准备一点甜的溶液。对于婴儿，你可能想在手术过程中母乳喂养，或者给糖溶液，这已被证明可以减轻疼痛。对于大一点的孩子，一个棒棒糖就可以了。如果你不能到现场，请让帮你的孩子做手术的人给孩子糖溶液。长期以来，在宗教割礼仪式上，给婴儿一块甘甜的酒浸布是一种传统，这是有实际原因的：它可以作为镇痛药。

- 让孩子做深呼吸。提醒孩子做深呼吸。对于小孩子来说，你可以让他们想象自己正在吹灭一根蜡烛或吹起一个气球。这自然降低了应激反应，反过来又能减轻静脉注射等医疗过程中的疼痛。

- 分散孩子的注意力。根据孩子的年龄，你可以用视频或对话分散孩子的注意力，减轻孩子的痛苦。
- 提前和医生沟通好这些辅助方法。如果你的医生反对，请记住，为孩子提供这些以证据为基础的、廉价的、缓解疼痛的方法通常是可行、适当的。

第 6 章

妈妈，我肚子疼

典型儿童病因和缓解措施

诺兰是一个运动型男孩，12岁时头一次来到安娜的诊室接受疼痛心理咨询。一开始他有点害羞，但很快就开始自如地谈论他对运动的喜爱，尤其是对足球和橄榄球。他的母亲丹尼斯解释说，诺兰的腹痛大约从一年前在他11岁时因生病呕吐几天后开始的。由于胃痛并不少见，丹尼斯首先想到的是诺兰一定吃了一些不合适的东西，或者他感染了病毒。期间有一次，他胃疼得很厉害，以至于不能下床。当呕吐发作停止后，他开始感觉好转并重新回到学校。

然而，过了一周后，当诺兰放学回家时，他说胃痛。这种疼痛通常会感觉肚脐周围的深度疼痛，但有时会变成无法缓解的锐痛。丹尼斯记得当时的情况，很糟糕，诺兰打电话来叫她提早接他。当时，丹尼斯变得警觉起来，并在那天下午带诺兰去看儿科医生。

医生似乎并不太担心。她检查了诺兰，询问了他的疼痛和最近的排便情况。因为他的排便变得次数少，她建议他尝试温和的泻药，并在他的饮食中加入纤维以减轻便秘。诺兰的儿科医生也表示，如果他没有发热，也没有呕吐或腹泻，丹尼斯可以送他去学校。丹尼斯就是这么做的。她确保诺兰吃了更多的水果和蔬菜，并将他送回到学校。

没过多久，丹尼斯仔细想了想建议。诺兰开始去校护处诉称肚子痛，并要求提前回家，每周至少3次。他还有几次吃完晚饭后弯腰并扶着胃，偶尔会有少量呕吐。诺兰的母亲将他带回儿科医生处，儿科医生进行了一些基本检查（结果均正常），这次得出的结论是，这种不适可能是由于胃酸反流引起的，因此她为他开了一种日常药物进行治疗。

药物似乎有助于缓解呕吐，但数周后，他的疼痛仍未消退。更重要的是，诺兰开始害怕吃东西，因为它通常会导致疼痛。丹尼斯从诺兰的饮食中剔除了奶制品，并确保他摄入了充足的纤维，但这并没有帮助。接下来的一个月内，诺兰的疼痛每天至少发作 1 次，发作时，他会拒绝进食，他很难平静下来。他对错过学校和体育训练也感到越来越紧张。丹尼斯很沮丧，担心出了什么可能很严重的问题，于是她第三次把诺兰带去看儿科医生。在这次访视中，医生确实开始担心诺兰的疼痛已经持续这么长时间，她就把他转诊给位于波特兰的俄勒冈州多恩贝歇儿童医院的儿科消化科专家安娜。在经历了近 3 个月的痛苦后，家人最终开始得到一些答案。

什么是功能性胃肠疾病

虽然轻度、短暂的腹痛极为常见（稍后我们将讨论这些普通类型），但事实证明，诺兰是美国每 10 个功能性胃肠疾病（FGID）儿童中的一员。这个医学术语可能会在某种程度上误导父母，因为在这些情况下，胃肠实际上根本不能正常工作。这一术语只是指，虽然不能正常工作，但胃肠道器官在结构或生化上并无任何问题。波士顿儿童医院慢性疼痛诊所主任尼尔·谢赫特说："我们对功能性障碍的比喻是，这些是软件问题，而不是硬件问题。"

腹痛是大多数功能性胃肠道（GI）疾病的主要症状，许多反复发作性腹痛的孩子没有任何其他消化系统问题，如腹泻或反酸。最近一项有关 FGID 的 Meta 分析（既往已发表的多项研究的精练结果）显示，估计有 13.5% 的儿童和青少年反复经历这种类型的腹痛[1]。

由于不知道哪里出了问题，对家庭尤其造成了困难。而且令人沮丧的是，在至少 90% 诊断为 FGID 的病例中，儿童的消化系统从未诊断过特定的医学问题[2]。"功能性症状是真实的症状，"范德比尔特大学医学中心的儿科心理学家林恩·沃克说，"但这些孩子通常没有表现出任何身体疾病的迹象。所以这些孩子因胃疼去看医生，但他们的医疗评估结果是正常的。"

沃克博士在她的整个研究生涯中都在研究儿童的功能性腹痛，这是 FGID 的一个常见特征。在她的一项深入研究中，儿科胃肠病学小组对 114 名患有功能性腹痛的儿童进行了全面的评估，发现其中 107 人（94%）的疼痛没有可确定的医疗来源[3]。

缺乏医学证据及大多数医生对治疗功能性腹痛并不特别熟悉的事实，通常会让儿童和家庭感到困扰。父母经常告诉安娜，他们咨询过的医生似乎不认为他们孩子有确切的疼痛。这种缺乏信念也会导致家庭对自己产生怀疑。

　　　　　　　　　　痛在你身：如何面对孩子的身心疼痛

从过去吸取教训

20 世纪的大部分时间里，医生们都相当痴迷于找出患有腹痛的儿童在结构和生理上的问题。20 世纪 30—50 年代，许多医生通过实施大的探查手术来治疗小儿腹痛，以调查病因。从事这项工作的医生就他们的发现发表了案例研究[4]。虽然在一些病例中发现了严重的腹部问题，但在许多病例中，医生发现了非常轻微的内部红肿或炎症，或者根本没有明显的问题，对患者所经历的疼痛给出了最低限度的解释。这样的病例表明，手术并不总是必要的。但是没有 X 线、磁共振或任何其他现代成像设备，医生们没有其他选择。

1958 年，约翰·阿普利和诺拉·奈什医生在英国进行了首次大规模的学龄儿童腹痛调查[5]。此后许多研究对这 1000 名儿童的初步研究进行了扩展，但他们的大部分结果经受住了时间的检验。阿普利和奈什发现，与许多疼痛问题一样，女孩比男孩更可能出现腹痛（在他们的研究中，分别为 12% 和 9%）。他们确定了儿童特别容易出现腹痛的两个发育阶段：从 5—9 岁，男孩和女孩的发病率均升高；从 14—15 岁，只有女孩明显升高。他们还发现了 3 个相关性：腹痛儿童更可能来自有腹痛家族史的家庭，更可能出现偏头痛，更容易出现焦虑和睡眠问题。自从该研究发表以来，已经过去了 50 多年，但是我们对儿科腹痛特征的基本理解没有变化。这种状况仍会影响 1/10 的孩子，而这些孩子的焦虑和睡眠问题发生率往往更高。

在 20 世纪 50—60 年代，研究人员将大多数儿童的腹部问题——轻度或重度归咎于"错误的饮食习惯"或"精神性疼痛"（意指疼痛归因于心理因素）。这使得儿科医生在 20 世纪 60 年代明确区分了"器质性"（意指生理上）与"心理性"起源的腹痛[6]。在接下来的 10 年、20 年里，医生和科学家坚信，如果他们不能发现任何生理上的问题，那一定是心理上的问题。

1967 年，一位名叫唐纳德·G. 马歇尔的儿科外科医生对这一理论提出了一个著名的反对意见。他写道："要对心因性疼痛做出诊断，必须要有缺乏明显的器质性疾病更重要的东西。必须有明显的精神病理。"换言之，由于没有一些与腹痛无关的心理学状况的证据，就不能有效地断定儿童的疼痛有心理性原因。马歇尔医生还指出，有可能同时患有心理疾病和单独的腹部疾病。他指出，有心理健康问题的孩子"也可能患阑尾炎"。仅仅因为有明显的精神病理并不意味着特定疼痛的来源一定是心因性的。

马歇尔医生建议其他医生，在某些情况下如果没有直接证据证明生理或心理原因，他们应该为"悬而未决"的[7]。然而，该结论的问题是，人类通常不会接受模棱两可。对大多数人来说，得到一个明确的答案（A. 身体、B. 思想），比生活在不确定之中感觉更好。但不是所有人都能得到明确的答案——近年来关于腹痛及其如何演变为慢性疾病的科学研究只强调了人类机体的复杂性。我们的肠道和大脑在复杂的免疫、炎症和应激反应途径中相互交织。要区分生理原因和心理原因，尤其是功能性腹痛，基本上是不可能的。

痛在你身：如何面对孩子的身心疼痛

许多人仍抱有一种不切实际的信念，认为精神和身体之间存在着根本的分裂，尽管研究结果恰恰相反。有人可能会说，这种身心二元论的模型在科学和哲学的其他领域也有一定的效用，但在腹痛的情况下，这种观点就站不住脚了。如果将精神和身体概念区分开可能会减缓对腹痛真正机制的科学发现。

把拼图拼凑完整

幸运的是，由于公共卫生的努力，以及认识到腹痛是普遍的（且成本高），研究人员已经能够在更大的儿童样本中研究功能性腹痛（以及其他情况）。在过去的 20 年里，电子病历和其他健康数据库的广泛使用帮助研究人员了解到更多信息。例如，儿童腹痛的发病率有明显的季节性变化。孩子们在冬季更容易经历这种疼痛，而在夏季则不太可能经历。有趣的是，这种规律在成年人中没有出现[8]。相反，研究表明，成年人全年因腹痛就医的比例是相同的，这表明，造成儿童和成人腹痛的原因可能存在差异。此外，季节差异可能在北方城市更明显；这是一项研究的发现，研究人员将三个北部城市（威尔明顿、芝加哥和匹兹堡）与佛罗里达州的三个城市进行了比较。所有这些都促使研究人员考虑一系列因素（气候、冬季胃病毒、体育活动、户外活动时间、季节性压力、昼夜节律、日光和褪黑素）如何影响小儿腹痛[9]。

在许多情况下，这些因素就像拼图一样凑在一起，形成了儿童腹痛如何演变的更清晰的图像。让我们从体育活动和户外活动开始。研究人员怀疑，对孩子来说，参与这两种活动有助于减轻孩子通常经历的生活和学校压力。对于北方城市的孩子来说，在冬季与学校有关的焦虑和病毒性疾病达到高峰时，这些重要的减压来源就少得多了。这是不幸的，因为压力不仅增加了儿童感染病毒的可能性，还增加了儿童出现持续疼痛的可能性，即使他们已经从暂时的疾病中恢复。在学校这个紧张的学习环境里，更冷的天气通常意味着孩子们在户外奔跑和发泄的时间更少，随之而来的是感染和持续疼痛的可能性更大。

还有其他一些问题需要考虑，比如昼夜节律和日照时间。为了了解这些是如何影响儿童腹痛的，讨论褪黑素是很重要的，褪黑素是一种高度集中在肠道中的激素[10]。褪黑素有助于身体的许多功能，包括调节消化、免疫系统、炎症和压力。当我们晚上暴露在黑暗中时，身体会被触发产生褪黑素，而当我们早上暴露在日光中时，身体会抑制褪黑素。通过这种方式，褪黑素在我们的昼夜节律（我们的睡眠－觉醒周期，或者称为生物钟）中起着关键作用。但是，当北方冬季昼短而改变昼夜周期时，褪黑素的分泌就会受到干扰。由于这一过程与肠道、免疫系统和压力的功能有关，不规律的褪黑素产生会增加儿童患腹痛的风险。

更糟糕的是，在北方地区，儿童在冬季暴露在日光下的时间减少与维生素 D 水平低有关。最近一项涉及肠易激综合征（伴有胃肠功能障碍的腹痛）成人的临床试验显示，这种营养物质对腹部健康的影响。研究表明，服用维生素 D 可以显著缓解腹痛和胃肠症状，提高生活质量[11]。

因此，对于安娜来说，诺兰的腹痛从 3 月初就开始了，这一点值得注意。虽然这可能与一年中的时间无关，而且他的疼痛很容易在任何季节发生，但有理由怀疑与冬季相关的因素（传播的病毒、学校压力、户外活动不足、日照有限、褪黑素紊乱和维生素 D 水平低）都发挥了作用。事实上，所有这些因素可能共同导致了慢性腹痛。了解患者的情况通常是把不同的拼图拼在一起。

短期疼痛，如何变成长期问题

很少有人意识到的是，最初引起腹痛的原因往往与持续腹痛的原因截然不同。越来越多的研究表明，病毒和细菌感染等急性疾病可能导致儿童和成人以后出现腹痛和 FGID（包括肠易激综合征）等问题。在某些情况下，即使在最初的感染消失多年后，疼痛也不会减轻[12]。在有过腹泻发作并对轮状病毒和沙门氏菌等感染检测呈阳性的儿童中，长时间发生 FGID 和腹痛的比率比没有在胃病期间发生感染的儿童高约 3 倍。在一项涉及确诊胃肠道感染的儿童的大型研究中，50% 的儿童在感染缓解后的 6 个月内出现了腹痛[13]。需要明确的是，并非所有复发性胃痛都是由严重的病毒或感染引起的，但这种情况很常见。

短期的肠道感染是如何引起如此长期的问题的？一个可能的答案涉及一个复杂和发展中的研究领域，叫作"肠道－大脑轴"（gut-brain axis）。这个术语指的是通过神经系统在肠道和大脑之间传递的神经信号，它可以影响免疫功能、情绪和疼痛[14]。研究人员发现，肠道中的细菌生态系统，称为微生物组，可以激活迷走神经，这是肠道和大脑之间交流的主要线路，并影响肠道和大脑来回发送的神经信息。

当肠道中的细菌被感染（将致病菌引入微生物组）或抗生素（杀死微生物组中有益和有害的细菌，打破典型的平衡）改变时，整个肠道－大脑轴可能开始发送混合信号，导致人体感到疼痛，甚至持续在引起疼痛的感染消失很久之后。肠道－大脑轴和微生物组的改变在焦虑中也可见，焦虑通常与腹痛同时发生。尽管大部分研究都是在动物身上进行的，但科学家认为这种规律也适用于人。

科学家们也在研究短期疼痛演变为长期疼痛的另一种方式，这与一个叫作内脏痛觉过敏的概念有关。这一术语指的是内脏，即身体的内部器官（如胃、肝和肠）变得高度敏感的复杂过程，很可能是由于肠道－大脑轴的变化。肠道内和周围的神经会向大脑发送疼痛刺激的信息，这些神经会比正常情况下更频繁地发出信号，导致脊髓和大脑中的某些区域对疼痛信号更加警觉和敏感。最终发生的情况是，肠道中的正常过程（如食物通过肠道）触发了不必要的警报，大脑将其解释为疼痛。更简单的解释是，当孩子有功能性腹痛时，他们的神经系统出现了紊乱。内脏痛觉过敏也有助于解释为什么在许多情况下，即使最初引起疼痛的感染已经消除，但神经系统仍然表现出疾病仍然活跃的样子。

我们对内脏痛觉过敏的了解大多来自于对动物和成人的研究，但研究证实，压力在引发肠道过敏方面发挥了重要作用。动物在受到压力时暴露在感染中，更有可能体验到个体发出疼痛信号的可能性[15]。这表明，如果我们在持续的压力下生病，压力不仅会增强我们对疼痛信号的感知，实际上还会增加从腹部神经到大脑的疼痛信号的数量。

研究人员还通过研究患有这种疾病的儿童在受控环境中对轻度疼痛的反应，进一步了解儿童特有的功能性腹痛。例如，沃克博士及其同事发现，当患有功能性腹痛的儿童接触身体其他部位的疼痛刺激时，他们的疼痛调节系统似乎没有在最佳水平上工作，导致他们对新的疼痛来源更加敏感[16]。

其他关于功能性腹痛儿童的研究采用了一种叫作冷加压任务（CPT）的测试来显示压力如何影响疼痛耐受性。在 CPT 中，孩子们被指导将他们的手放在一盆非常冷的水里，直到非常疼痛。这种对疼痛耐受性的简单测量使研究人员对影响儿童疼痛反应的因素有了重要的了解。在一项涉及腹痛儿童的研究中，研究人员让一半的儿童在进行 CPT 之前经历了相对基本的压力源（儿童接受了关于压力的采访，并必须大声说出一个困难的数学问题）。腹痛患儿的另一半先做 CPT。研究结果很有启发性。与先做 CPT 的孩子相比，先接受压力源的孩子的疼痛耐受力要低得多。换句话说，暴露在压力下直接影响了孩子当时的疼痛耐受力[17]。

总之，这项研究告诉我们，在诺兰这一病例中，以及许多像他一样的孩子，一连串的神经生理变化会导致疼痛和过敏。很有可能诺兰感染了一种病毒引发了胃部的炎症和疼痛。但是，即使在他的身体成功地战胜了病毒之后，冬季学校的压力加上户外玩耍的机会有限，为他发展成内脏痛觉过敏（一种超敏感的肠道）铺平了道路，这在正常消化过程中增强了他的疼痛感知系统。诺兰的不适加剧了，这导致他缺课的时间更多，承受的压力也更大，这进一步阻碍了他忍受疼痛的能力。疼痛和压力的循环就这样自动循环下去，形成了一种无情的模式，许多腹痛患者似乎都无法打破。

帮患者理解医生

并非所有的医生都接受过肠脑轴和内脏痛觉过敏的神经生物学机制方面的培训。但想象一下，你是知道神经系统是如何在肠道和大脑中变得敏感的医生，你有 99% 的把握这就是发生在你的一个患者身上的事情。你如何用日常语言向父母解释这个概念，更不用说孩子了，这样才有意义，不会无意中暗示他们的痛苦都是他们的想法？这并不容易。这也是许多患有功能性腹痛的家庭仍然不清楚发生了什么事的部分原因。

然而，从沃克博士以前的研究生萨拉·威廉姆斯的研究中我们知道，医生谈论和解释功能性腹痛的方式真的很重要。威廉姆斯博士对母亲们进行了一项研究，每个人都被要求想象他们的孩子有腹痛。他们评估了情况对她们痛苦程度的影响，然后观看了四个视频中的一个。每个视频都是一名儿科医生对孩子的腹痛给出不同的解释，以及如何缓解疼痛的建议。那些被告知孩子的疼痛没有医学依据的母亲比那些被告知孩子患有功能性腹痛的母亲更痛苦，更不满意——并被告知这意味着什么，以及压力管理如何能缓解症状[18]。矛盾的是，虽然有医生接受过诊断功能性腹痛的训练，但他们并不总是能很好地用家长能理解的方式解释功能性的问题。

当医生和患者之间存在种族和文化差异或语言障碍时，他们之间的沟通也会变得紧张。位于华盛顿特区的美国国家儿童医院镰状细胞项目主任安德鲁·坎贝尔说，当医生和患者之间没有共同的文化经历时，他们很难相互联系和理解。他说："部分原因与我们看到的医生隐含的种族偏见有关，部分原因与患者习得的对医学不信任有关。"[19]但他指出，当存在种族或文化联系时，这可以打开沟通渠道，并提高医生和患者之间的信任。"有时候，作为一名非裔美国医生，走进一个有色人种家庭的检查室，我就能看到他们的警惕放松下来。他们更容易接受，觉得自己可以更公开地谈论事情，不会被评判，"乔治·华盛顿大学医学与健康科学学院的儿科副教授坎贝尔博士说，"我也可以谈论其他医生可能无法谈论或可能感到不舒服的事情。"

坎贝尔博士说："对于那些与患者有着不同种族或文化背景的医疗保健从业人员，他们仍然有办法彼此联系。第一步是倾听并相信你的患者。另一个关键策略是给家属时间来吸收信息和治疗建议。我认识到，有些家庭需要有机会消化一些新东西。所以我喜欢提供信息，说出我的建议，并说我们可以在下次就诊时讨论，因为我明白确实存在问题，我知道如果家人觉得医生倾听他们、关心他们，他们更有可能去预约并遵循治疗建议。"

帮医生了解患者

诺兰的儿科医生花了这么长时间才认识到他的腹痛是一个严重的问题，还有另一个看似合理且简单得令人惊讶的原因，即腹痛是孩子们去看医生最常见的原因之一。更重要的是，医生们对这些病例并不太担心，因为腹痛只是一种症状，而大多数情况下并不是危及生命的疾病的征兆。如果一个孩子没有发烧或肠梗阻，也没有表现出其他严重疾病的迹象，医生甚至可能不会要求做 X 线检查，因为从统计学上讲，不太可能有什么问题（另外，除非必要，应避免辐射暴露）。而且，也许最重要的是，医生们看到许多患有腹痛的儿童患者随着时间的推移，只需要很少的治疗就会好转。

相比之下，当父母看到孩子痛苦时，他们通常会观察到孩子总体行为举止的戏剧性变化。诺兰的妈妈描述了他是如何从一个非常活跃的男孩变成一个经常蜷缩在床上的孩子，除了玩电子游戏分散自己的注意力外，什么都做不了。家长们看到了医生们在检查室里看不到的东西：一个孩子在半夜无法控制地抽泣；不再谈论朋友或要求见朋友的孩子；一个每天早上都要哄着才能起床的孩子。当父母日复一日地过着这样的生活时，他们很难想象，除了一场严重的疾病之外，还有什么会导致他们的孩子发生如此严重的变化。

就诺兰而言，即使在他的儿科医生最终建议他去看消化内科医生后，这位专家还是花了 2 个多月的时间才与诺兰见面预约。（在美国，儿科专科医疗的等待时间通常长达 6 个月！）这些漫长的等待时间常常给家庭带来更多的担忧。许多父母告诉安娜，看着自己的孩子日复一日地承受巨大的痛苦，很难不去想可能发生的最坏的结果。

正如我们现在所知，孩子担心和等待疼痛得到解决的时间越长，他们的神经系统对疼痛和压力的反应就会变化得越多。这不利于从中吸取教训，在腹部疼痛的情况下，它会导致肠道－大脑轴的长期改变，使儿童的疼痛更有可能变成慢性和致残。因此，道理很简单：我们越早帮助孩子应对疼痛，他们就越有可能康复。

胃痛，背后可能是情绪障碍

对于诺兰来说，他并没有立即从治疗中获益。然而，几个月来，他几乎每天都在经历疼痛。正如儿科心理学家所知的，慢性疼痛不仅会破坏身体功能、睡眠模式和上学率。它还会破坏孩子的情感功能和友谊。

医学界正在越来越多地了解小儿腹痛的长期影响，这再次要感谢沃克医生，这一次是因为她的工作对象是儿童时期患有功能性腹痛的成年人。她的研究表明，早期腹痛与终生患焦虑症的风险增加有关。因此，持续的腹痛可能是焦虑的早期迹象，随着孩子长大，这种焦虑可能会持续下去。并不是所有的孩子都这样，但有相当一部分患有慢性腹痛的孩子在成年早期会经历一段明显的焦虑或抑郁时期。在 2013 年的一项研究中，研究人员对患有功能性腹痛的儿童进行了评估，沃克对这些儿童的跟踪调查一直持续到青年时期。研究人员发现，在童年时期患有功能性腹痛的儿童中，约有 50% 在一生中患过焦虑症。相比之下，在那些童年没有腹痛的人当中，只有 12% 的人在一生中患有焦虑症。抑郁症的情况也类似，40% 的儿童腹痛患者在某一时期经历过抑郁，而没有腹部疾病病史的人只有 16% 的人经历过抑郁 [20]。不幸的是，这项研究还表明，还有相当一部分人似乎永远无法战胜他们的腹痛；他们在成年后会被诊断为 FGID。

解决肠胃问题

这项研究有一个好处是，如果我们能在儿童胃痛成为更大

痛在你身：如何面对孩子的身心疼痛

的问题之前成功地解决它，我们就有可能阻止其发展为儿童时期的功能性腹痛的趋势，并降低成年期的 FGID、焦虑和抑郁的发生率[21]。

应该说，医生应该关心儿童的功能性腹痛。事实上，我们都应该多关心这些孩子。我们应该关心疼痛对他们的出勤率和身体功能的影响，应该推荐能够支持他们的治疗方法。

同样重要的是要意识到，许多可以缓解慢性功能性腹痛的认知行为疗法（CBT）对缓解短期胃部问题也有效，无论原因是什么。CBT 方法已经在众多研究中被证明可以提高儿童应对疼痛的能力，减轻疼痛的影响，并恢复日常活动[22]。

治疗腹痛的认知行为策略（短期和长期）

如果孩子出现腹痛并一直持续，以下策略可以帮助你。

- **尝试放松**。正如我们讨论过的，压力会加剧疼痛。深呼吸和有引导的想象可以通过影响大脑中与疼痛信号有关的区域来减轻疼痛感。
- **分散孩子的注意力**。我们从第 3 章中学到的一个经验——当我们专注于疼痛时，它会让我们感觉更糟。当孩子感到胃痛时，他们通常会从一些引人入胜的活动中受益，比如读一本好书或看一部电影。

- **帮孩子养成良好睡眠习惯**。睡眠太少会使疼痛更加严重。通过建立规律的就寝时间和起床时间来帮助孩子获得足够的睡眠，保持睡眠的一致性。睡前限制电子产品和屏幕的使用，以促进睡眠前褪黑素的产生。睡前不要进行体育活动，不要吃大餐，不要喝含咖啡因的饮料，这些会让你的身体加速运转，让你很难放松下来睡觉。睡前不要做引起焦虑的活动，如做作业。保持卧室阴凉和黑暗，这有利于睡眠。

- **鼓励孩子参加正常活动**。当孩子们只关注他们的痛苦，远离他们的日常生活时，这可能会导致增加疼痛、孤立、焦虑和抑郁。鼓励孩子多参加学校、社会活动和课外活动。如果疼痛发作，提醒你的孩子使用深呼吸、分散注意力或其他应对技巧，而不是一有不适的迹象就回家。

- **避免无益的想法**。对孩子来说，对他们的疼痛产生强烈的恐惧和担心很普通，他们会有"我的疼痛永远不会消失"的想法（这有时被称为"灾难化"）。但这些想法会让痛苦的体验更糟。和你的孩子一起（或咨询治疗师）帮助他识别这些无益的想法，并将想法转向更积极的结果，如"我可以通过深呼吸控制我的疼痛"。

- **保持沟通畅通**。最重要的一点是，父母不要忘记孩子们在痛苦中的心理功能，我们为孩子们在痛苦中可能出现的任何焦虑和抑郁症状提供筛查和治疗。

痛在你身：如何面对孩子的身心疼痛

寻找缓解方式

诺兰终于踏上了缓解疼痛的道路。他的胃肠病学家让他接受了几项额外的检查（包括带活检的内镜检查），以确保他没有严重的腹膜炎。当这些检查都回报正常，胃肠病学家解释说，诺兰实际上正在经历真正的疼痛，这是由于他的神经在疾病后过于敏感。医生明确表示，诺兰的疼痛信号系统受到压力的影响，可以通过放松和其他方法来改善。除了开一种减少肠道肌肉痉挛的药物外，这位胃肠病学家还建议对饮食进行一些调整，并建议诺兰要想缓解疼痛，他可能需要心理社会支持，以便重返学校，学会放松身体。一些胃肠病学家还建议补充益生菌（有益的细菌），它们可以帮助恢复微生物组的平衡，改善肠道健康，尽管有关这方面的研究结果喜忧参半[23]。

就在诺兰被转到安娜那里时，安娜得知，尽管丹尼斯不再担心诺兰患有危及生命的疾病，但她非常担心如果他继续疼痛会发生什么。再过几个月他就要上中学了，丹尼斯很担心他的学业会落后，而中学老师也不会像他的小学老师那样宽容。所有这些担忧导致丹尼斯高度专注于帮助诺兰康复。每当他感到疼痛时，她就跳出来帮助他，鼓励他饭后休息。她还密切关注着他，以确保他不吃那些似乎会引发疼痛的食物，她经常建议他应该暂停运动。

安娜向丹尼斯解释说，这种额外的帮助，不管多么出于好意，很可能是在向诺兰传达她的焦虑，并向他传递这样一个信息，即他可能无法独自处理自己的痛苦。安娜与诺兰和丹尼斯讨论了诺兰如何能够使用放松方法和其他生物行为策略来控制自己的疼痛发作。他特别担心吃完饭后的疼痛，经过一些试验，他发现饭后专心散步或骑一小段自行车确实能帮助他把注意力从胃痛上转移开。

在拜访几次安娜之后，诺兰也分享了他对学校里发生的痛苦感到担心，因为他不想让自己看起来与朋友不同，也不想以这种方式引起别人的注意。和许多因为疼痛而缺课的孩子一样，他开始觉得学校里的一些孩子对他很刻薄或忽视他。在安娜的一些咨询和一些创造性的问题解决方法的帮助下，诺兰能够与朋友们重新建立联系，而不那么担心其他孩子会怎么想。

诺兰还学会了当意识到自己身体的压力时，用安娜教给他的深呼吸技巧来放松，这最终减轻了他疼痛发作的严重程度。慢慢地，诺兰和丹尼斯都对诺兰控制疼痛的能力更有信心了。安娜最后一次听到丹尼斯的消息时，诺兰正在参加橄榄球训练，很少旷课，还在继续和他的儿科医生和胃肠病学家保持沟通。有了上述方法，诺兰又成了一个活泼的小伙子。

第 7 章

当你头痛欲裂时

频繁头痛，永远不能忽视的信号

米娜 13 岁开始出现偏头痛。约 1 个月 1 次，她会感到一股突然的跳动性压力围绕着她的前头部，就像一根不易弯曲的金属发箍。没有任何警告信号——视力模糊或漂浮的亮点，这些都是偏头痛的前兆。相反，她会感到一种突如其来的不舒服。

"在偏头痛发作后 10 分钟内，疼痛会开始加重，并达到最严重的程度，"米娜说，"在每次发作时出现恶心、头晕和对光敏感的症状，这些通常都是偏头痛的伴随症状。这种快速起病使得很多速效药物都帮不了我，因为它们大约需要 15 分钟才能起效。"

米娜很快了解到，通常会采用镇痛药，如对乙酰氨基酚（泰诺）就是一种镇痛药，还有布洛芬，它是一种非甾体抗炎药（NSAID）。米娜尝试了这些药物，因为它们总能帮助她父亲治疗偏头痛（偏头痛经常会在家族中发生）。但是这些非处方（OTC）药物对现年 20 岁的米娜来说并没有足够的帮助。一旦偏头痛发作，她就无法正常工作。她唯一的办法就是在漆黑的房间里躺在床上，一躺就是几天。

"刚开始的时候，头痛可能会持续 3 天，让我无法上学，"米娜回忆说，"当时她和父母和妹妹住在俄勒冈州的波特兰市。服用非甾体抗炎药会减轻一点疼痛，在三天结束的时候，我就可以下床做一些基本的事情了，比如做一些家庭作业，但看电脑屏幕对我来说就太痛苦了。"

"在八年级时，每月的偏头痛并不是什么大问题，"米娜说，"每个月缺课 3 天是很痛苦的，但可行。"

但随着时间的增长，她的偏头痛越来越严重，持续的时间也越来越长。非处方药没有任何效果，所以她的儿科医生给她开了舒马曲坦，这是治疗偏头痛的常用一线药物。米娜回忆说："它大约有效了 3 个月，然后就完全无效了。"

儿科医生最终将米娜介绍给了儿科神经科医生，后者给米娜做了头颅磁共振。影像学检查没有发现任何具体的问题，所以神经科医生开了不同的偏头痛药物。继舒马曲坦后，他又开了托吡酯，然后麦克沙特，但对我不起作用，然后他说对我无药可用了。

到了米娜上高一的时候，头痛更严重了。每次偏头痛都会持续 1～2 周，除了偏头痛，她还患上了慢性紧张性头痛。疼痛没有尽头，一天也没有。

米娜去看了另一位神经科医生，尝试了一系列的药物治疗。在她多年来尝试的 20 种药物中，有些对她不起作用，有些引起了难以忍受的不良反应（如极度疲劳、头晕、记忆力减退、血压下降、食欲不振和体重减轻），还有一些既有效又难以忍受。

这些还只是药物治疗。米娜还尝试了辅助疗法，但并没有给她带来多大的缓解。首先，她寻找了一些众所周知的治疗方法，包括捏脊治疗和按摩。然后她尝试了鲜为人知的方法，如经皮神经电刺激（TENS），即在疼痛部位或附近放置电极垫。在 TENS治疗过程中，脉冲通过衬垫穿过皮肤，沿着神经纤维发送，以努力抑制疼痛信号到大脑，并促使身体产生更高水平的镇痛化学物质。但这种疗法对米娜没有缓解疼痛的效果。她试用的一种名为Cephaly 的神经刺激装置，通过一个磁电极向三叉神经的上分支发送微脉冲。米娜这样描述这款昂贵的产品："这是从神经科医生的办公室租来的，它看起来就像戴在你头上的皇冠，你每天要戴上 10 分钟。我这很奇怪，而且毫无帮助。"

米娜还尝试了禁食法，4 个月不吃麸质和奶制品，以确定这些食物是否会引发偏头痛，但这种饮食习惯的改变被证明是无效的，且只会让她和她的父母的生活更加困难。有研究表明，消除某些饮食诱因（最常见的是咖啡因、味精、可可、阿斯巴甜和奶酪）可以减少甚至消除儿童头痛[1]。然而，这并不适用于所有人。此外，正如米娜的家人所发现的，试图坚持严格的饮食会给本已紧张的情况增加压力。安娜经常看到节食法变成家庭冲突的根源，因为它对青少年施加了更多的限制，在通常情况下，青少年会越来越多地自己决定吃什么。当一个家庭尝试排除法时，安娜还鼓励与医生或注册营养师合作，以确保孩子的整体健康和营养需求得到考虑[2]。

对米娜来说，高二年级快结束了，感觉好像她已经用尽了所有的选择。她喜欢的课后活动，如柔术和舞蹈，已经从她的生活中消失了。由于频繁的疼痛使她无法阅读，无法专注于电脑屏幕，也无法进行严谨地思考，她的学习落后了。"高三特别难熬。我一直都是优等生，但我的头一直很疼，我错过了很多课，我的大多数老师都不理解，"米娜回忆道，"我收到了学校的两封信，说如果我再缺课，我就不能毕业了。我很固执，直到最后 1 分钟，我所有的课都不及格，这一学期就要结束了，我才向别人求助。"

痛在你身：如何面对孩子的身心疼痛

那时，米娜的辅导员把她的父母和老师召集在一起，他们能够安排住宿，帮助她回到正轨。具体来说，米娜所在的学校为她制订了"504 计划"，这个称呼，源于它实现了 1973 年《康复法案》第 504 条所规定的权利。《康复法案》是美国联邦法律的重要组成部分，旨在确保有健康缺陷或残疾的儿童获得平等的机会，包括他们在学校取得成功所需的工具（关于个人"504 计划"的更多信息，请参见第 12 章）。"这让我的情况有所好转，"米娜说，"但我最终不得不从那个学期的 8 门课程中退学了 3 门。我以前从来没有这样做过，压力很大。"

最重要的是，没有多少同伴支持米娜。她说："我在学校没有很多朋友，部分原因是我从未去过那里。当我在那里的时候，我不想和任何人说话，因为我真的很疼，或者我很累，或者是以上所有的原因。"

不出所料，米娜开始出现严重的焦虑。由于头痛、学业压力、社会孤立以及缺乏积极的发泄渠道，她开始每周至少发作 1 次恐慌症。

就在那时，米娜被转到俄勒冈州立大学的综合疼痛中心，在那里她开始看安娜医生（她的儿科疼痛心理学家），以及疼痛医生和物理治疗师。对米娜来说，去看心理医生并不是什么新鲜事，但这将是她第一次与一位在咨询儿童慢性疼痛方面受过专门训练、经验丰富的医生共事。安娜对这类患者的特殊情况很熟悉，以前也见过很多像米娜这样的孩子。

少儿持续偏头痛十分常见

考虑到米娜与偏头痛和紧张性头痛斗争了这么久，而她的医生却几乎无法缓解她的症状，人们会认为她一直在处理一种相对罕见的疾病。但头痛是最常见的儿童疾病之一。根据国家头痛基金会的数据，美国有超过 1000 万儿童和青少年有反复头痛，这一比例约占 5—17 岁儿童的 20%。按头痛的类型分类，估计 15%的儿童患复发性紧张性头痛，另有 5% 患偏头痛。当然，许多额外的孩子也会经历偶尔的头痛，但并不是经常性的。调查显示，75% 的儿童在 15 岁前患有严重的头痛，每年有 30 多万儿童因头痛而送到急诊[3]。

统计数据还显示，随着孩子年龄的增长，头痛问题变得更加普遍。一项针对 12—17 岁青少年的研究发现，在过去的 1 个月里，大约 50% 的男孩和 75% 的女孩有过头痛的经历，其中 14—17 岁的女孩偏头痛的发病率最高。不幸的是，有许多像米娜一样的孩子，忍受着难治性的偏头痛或每天的慢性头痛，尽管有药物和其他干预措施，但这些症状并没有减轻。对于这些孩子来说，疼痛是他们生活中持续的、经常使人衰弱的一部分。在大多数情况下，他们的慢性头痛会持续到成年[4]。

好消息是，大多数儿童头痛是良性的，这意味着它们与癌症肿瘤或其他威胁生命的大脑异常无关。对许多儿童来说，得到准确的诊断并不需要很长时间，这是可行治疗的第一步。西雅图儿童研究所的儿童疼痛心理学家、疼痛医学助理教授艾米丽·劳说："偏头痛患者的一个特点是，他们通常比其他儿童患者更快地得到诊断，这些儿童患者的诊断更加神秘，而这些诊断是疼痛诊所之外的从业者不知道的。"

洛博士说，不太好的消息是，尽管头痛患者通常知道自己的诊断结果，但他们得到全面的帮助（或去疼痛诊所）所花的时间可能和病情不太明显的儿童一样长。因此，患有头痛的儿童为了确定一个有效的治疗方案而忍受多年的疼痛并不罕见。

导致偏头痛的复杂因素

慢性头痛可能特别令人烦恼，因为它们通常是由许多因素引起的，如遗传、创伤、激素波动、感染、暴露在环境刺激下（如某些食物或阳光），以及生活习惯（如睡眠剥夺或脱水）。有这么多的因素在起作用，头痛的原因和诱因因人而异。

在某些情况下，头痛是由受伤或其他健康状况引起的，如脑震荡、视力问题、莱姆病或鼻窦问题。在这些情况下，头痛需要被评估为一个更大问题的可能症状。通常，识别潜在的生活方式触发因素，并加以管理，对于缓解头痛是非常宝贵的。但对于大多数头痛的儿童来说，没有明确的病因，特别是如果头痛是经常性和慢性的。无法查明原因对他们和他们的父母来说是非常令人沮丧的。

对于偏头痛，研究人员还没有确定其发生的确切生理原因，但他们已经发展出了一种理论。该理论建立在当前对应变稳态的理解基础上，应变稳态是指身体适应和应对不断威胁其内稳态（即其基线稳定性）的许多压力源的过程。请记住，这些压力源可以是环境的（如错过公共汽车）、社会心理的（被欺负或担心有人不喜欢你）、心理的（感到焦虑）或生理的（脱水、经历激素变化或睡眠不足），而我们的身体并不知道其中的区别。在一般情况下，当一个人面对有限数量的压力源时，应变稳态往往会很好地发挥作用：一个压力源突然出现，身体通过激素和神经介质做出反应，我们的身体和大脑迅速恢复内稳态。在基线时，身体已经准备好应对下一个压力源。但当有多种压力源（慢性或严重的）向我们袭来时，我们的压力反应系统就会超出它的承受能力，变得失调。在某些情况下，累积的负担（或"适应负荷"）得如此巨大，以至于大脑基本上无法关闭应激反应，偏头痛就会发生[5]。

孩子们可以通过想象他们的基本生理状态是一艘漂浮在浴缸里的玩具船，而他们生活中的压力源是放在船上的非漂浮的玩具，可能是固体塑料美人鱼、动物和海盗战利品。睡眠不足或压力大的孩子已经有了很多玩具在他们的船上，也许正在努力保持漂浮。当更多的玩具上了船（以外部压力的形式，如期中考试或耳朵感染），船可能会沉，并引发偏头痛。为了避免这种情况，孩子们可以盘点他们生活中的玩具或压力源，并找到减轻压力的方法。对一些孩子来说，可能有很多小的压力源（如太多的课后活动），他们可能能够消除其中一些。对另一些人来说，则把一个大的压力源抛到海里（比如长期缺乏睡眠），可能会使船稳定下来。

更复杂的是，偏头痛本身就是一种压力源，所以一个恶性循环就会出现，看似微不足道的压力源可能会引发严重的头痛。由于如此多的变量共同导致慢性头痛，要找到有效的治疗方法并创造一种一帆风顺的状态，可能需要大量的尝试和错误。

及时治疗，做好预期

对于像米娜这样的患者来说，找到正确的治疗方法（甚至是找到一个既定的疼痛计划或头痛诊所）的道路可能是漫长而曲折的，充满了许多弯路。儿童心理学家、密苏里州堪萨斯市儿童慈善医院和综合头痛诊所的联合主任马克·康纳利说："当我在疼痛诊所看到患者时，他们通常有很多沮丧、疑问和愤怒，而且，就像其他患有慢性疼痛的患者一样，他们有时得到的信息是，疼痛是'他们的幻觉'，这意味着它纯粹是心理上的，或不是真实的。"

让我们暂停一下这个表达，"这都是你的幻觉。"正如康纳利博士指出的那样，有人用这个短语并不是在暗示患者的头部确实有明显的疼痛（其实这就是头痛），而是说他们的疼痛纯粹是情绪上的，不是身体上的真实疼痛。然而，重要的是要记住，在头痛和许多其他形式的疼痛的情况下，心理因素确实会影响身体症状。这并不意味着疼痛可以被认为是想象的虚构。然而，这确实意味着心理因素必须得到承认和解决。如上所述，某些心理压力会使疼痛加重。幸运的是，正如我们所了解到的，心理策略也可以被利用和实施来减轻疼痛。

例如，辛辛那提儿童医院头痛中心的儿科心理学家兼联合主任斯科特·鲍尔斯领导的一项具有里程碑意义的研究发现，在治疗儿童偏头痛方面，安慰剂与两种最常见的偏头痛药物——托吡酯和阿米替林一样有效，甚至可能更有效。

当鲍尔斯博士及其同事设计他们的试验时，目的并不是为了证明安慰剂效应。已经有大量的研究表明，如果患者被给予虚假的药物，但他们不意识到这一点，并相信药物会起作用，他们可以体验到令人惊讶的神经生物学治疗效果[6]。相反，这项使用安慰剂的研究只是在一项大型、随机、双盲、安慰剂对照试验中提供一个对照组，评估两种偏头痛药物对 8—17 岁儿童的影响。在这种试验中，患者被随机分配服用安慰剂或药物，患者和临床医生都不知道谁服用的是哪种药物；在研究完成之前，双方都对这些信息"不知情"[7]。"让我们惊讶的是，在第一次中期分析中，虽然在统计上没有差异，但安慰剂组比两种药物组做得更好，两种药物组做得差不多——头痛频率减少了 50% 或更多，"鲍尔斯博士说，"所以我们停止了试验。这些药物并没有达到我们预期的疗效标准，在试验结束时，如果你只根据直接数据服用，这些药物并不比安慰剂更有效，而且它们有更多的不良反应。因此，开处方的风险 – 收益，充其量是值得怀疑的。"这项研究并不是说药物对儿童偏头痛永远无效，也不是说安慰剂效应只是侥幸。恰恰相反，正如鲍尔斯博士所说，这项研究最重要的"结论"是在

50%～65% 的情况下，患有偏头痛的孩子病情会好转。

该研究强调，有各种各样的方法来变得更好。康纳利博士指出，如果你从总体上看头痛的情况，不管用什么治疗方法，有50%～65% 的头痛儿童会得到改善。那么，为什么有些孩子通过药物治疗得到改善，有些甚至通过安慰剂得到改善，还有一些从其他方法中受益呢？康纳利博士说："积极的结果可能与你对治疗的信念有关，所以，如果你把自己的信念与治疗结合起来，你成功的机会就会更大。换句话说，也许隐藏的机制不是治疗本身，而是对某些东西会起作用的预期。我们有相当多的治疗方法，从认知行为疗法和药物治疗到针灸疗法或多种疗法的结合。因此，在一个跨学科的模型中，如果我们能够匹配患者对什么将是有益的感知，就可以最大化预期或安慰剂效应[8]。"

一些研究表明，当人们期待一种治疗起作用时，即使他们被告知这是一种安慰剂或糖丸，它也能引发实际的神经化学变化，减轻疼痛。哈佛医学院的医学教授泰德·J.卡普彻克职业生涯的大部分时间都在进行安慰剂效应的研究，他的研究表明，由受信任的权威给药的仪式（即使这种药含有糖丸）可以让人感觉明显更好[9]。

最新的头痛研究促使科学家和临床医生重新考虑为什么患有头痛的孩子会好转，CBT 得到了支持。正如鲍尔斯博士所说："认知行为治疗取得了与药物相当的效果，我们看到比以前更多的心理学家在治疗疼痛。"尽管如此，他还是警告说："仍有 20%～30% 的儿童患有（持续性）偏头痛，我们可能需要更努力地研究，以找出对他们有帮助的方法。因为这是一种真正的疾病，这当然不只是他们的想法。"

偏头痛的管理

尽管偏头痛在儿童中很普遍，西雅图儿童医院的劳医生报告说，经常听到人们说，他们甚至不知道儿童会得偏头痛。然而，她的大部分职业生涯都花在了研究和治疗儿童疼痛上（重点是头痛）。"如果有一件事我想说清楚的话，"她说，"那就是孩子也会患偏头痛——而且偏头痛与对成年人的致残作用是一样的。"

但希望还是有的，米娜可以证明这一点。在她找到 OHSU 的疼痛诊所并开始与她现在的疼痛医生金伯利莫尔和安娜合作后，她的头痛终于开始改善。当然，在她的治疗过程中有（现在仍然是）相当多的试验和错误。"进入高中高年级，我和我的医生开始尝试触发点注射、蝶腭神经节和枕神经阻滞，所有这些都涉及扎针或往鼻子里塞东西，它们都不起作用，这很令人沮丧。"米娜回忆道。但在疼痛诊所，米娜终于感到医生是站在她这边的，不会放弃为她寻找有效的治疗方案。

此外，安娜还教米娜如何更有效地应对头痛。"她让我意识到，这种情况可能还会持续一段时间，我不能停止自己的生活。"米娜回忆道。认知行为工具和策略帮助最小化疼痛及其对她活动的影响。米娜的一个转折点是她学会了把头痛视为一种不正常的情况，而不是一种紧急情况。为什么这一点如此重要？研究表明，对疼痛有消极的想法（像"这只会变得更糟"或"我永远都无法处理大学生活"这样的恐惧），会增加我们所经历的疼痛的强度。当孩子们练习更积极地思考的技能时，这可以帮助他们专注于他们想要在生活中做什么，而不是疼痛使他们无法做什么。

米娜还开始注意到，当她因为头痛而减少活动时，她的情绪开始恶化，但当她参与对她来说重要的事情时（比如上学和朋友在一起），她感到更快乐，这种情绪的改善使她在头痛更严重时能更好地应对。在安娜的帮助下，米娜评估了哪些活动她一定要参加，然后他们一起解决问题，尽管她很痛苦，但尽可能多地参加这些有价值的活动。他们一起找出了对米娜最有效的方法，提高她的精神，降低她的焦虑，减少她的头痛。

在米娜高年级的学习过程中，她获得了管理学校的能力，即使有偏头痛。尽管她仍然没有每天都感觉很好，但她逐渐找到了应对的方法。例如，因为缺乏睡眠会加剧米娜的头痛，她安排了自己的时间表，这样她就没有上大清早的课，这就给了她更多的睡眠时间。米娜还积极主动地跟老师要求在白天休息，这让她的眼睛有时间休息，使她在上课时比前一年少了一些疼痛。她还开始做安娜教她的深呼吸练习。"他们帮助我冷静下来，重新集中注意力，"米娜说，她此后缺课的日子比以前少了很多。

此外，米娜开始思考她的身体和大脑可能正在经历更大的压力源，而不是花费宝贵的精力试图确定一个需要消除的单一压力源，以解决她的头痛。这使她能够把生活方式的因素（如获得更多的睡眠和保持水分）作为整体减压计划的一部分，这帮助她更好地控制了她的偏头痛治疗。

米娜最大的转变之一是她的心态。这是一种态度的转变。威尔逊医生告诉我，疼痛就像你的"战或逃"反应，有点像你的大脑因为觉得哪里不对劲而崩溃。但对我来说，我头痛，我的大脑其实没什么问题。这只是我当时的感觉，所以这并不意味着当我头痛时，我必须停止我正在做的事情。

事实上，尽管人类在经历疼痛时习惯停止正在做的事情（正如第一章所讨论的，当我们接触到热腾腾的炉子并感受到灼烧感时，我们的身体就会立即把手从炉子上抽离，这是一种保护性反应），但并不是所有的疼痛都是必须停止行动的有效警告信号。如果我们能找到一种跨过不必要头痛的方法，我们就能帮助训练我们的神经系统，把疼痛放在一边。

需要注意的是，米娜的新态度并不是建立在她应该把自己的疼痛当成不存在一样去忽略的前提下的。相反，她的新态度是基于这样一个想法：她会没事的，她仍然可以参与生活，即使有头痛。这个框架对于管理慢性疼痛至关重要，当患者的家人和临床医生支持这种信念时，它是最有效的。

"当我们于 1996 年在辛辛那提儿童医院开办头痛中心时，我们的第一个基本障碍是，患者或家庭不知道我们相信他们，不知道有一个完整的团队支持他们，"鲍尔斯博士说。他的理由是，他的患者的成功取决于这种共同的理解。

痛在你身：如何面对孩子的身心疼痛

洛医生也认同这种观点，并解释说，作为一名儿科疼痛心理学家，她的很大一部分职责就是验证患者的体验。洛博士说："我有很多患有偏头痛的孩子，他们去看了一个又一个的医生，他们告诉我，他们被告知他们的疼痛是自己编造的，这一点帮助都没有。"所以我们会说："你的痛苦是真实的，你有一个真正关心你的团队，我们在你身边，我们会帮助你感觉更好[10]。"

米娜现在是一名大学生了。她在课堂上感到了挑战和兴奋，取得了好成绩，和朋友在一起也很开心。她在附近找了一位神经科医生，并开始和朋友一起去上瑜伽课，帮助她继续放松练习。换句话说，她已经学会了独立生活，并参与到对她有意义的事情中——即使在她与偏头痛缠斗的时候。重要的是，米娜从高中的一段极度紧张的时期中走出来，在控制自己的疼痛方面有很强的责任感和自我效能感。她对自己的未来也很乐观，希望成为一名理疗师。毫无疑问，她自己的疼痛经历、多学科治疗和毅力将帮助她在指导他人控制疼痛、治愈和充实地生活方面表现出色。

关于头痛的基本知识

确定孩子头痛的最佳治疗方法需要反复试验。这些通用的指导方针可以帮助你开始。

- 如果你的孩子每周头痛超过 2 次，请去看儿科医生进行评估。
- 限制非处方镇痛药每周不超过 2 次；对一些人来说，过度使用药物会引起反弹性头痛。另外，长期大量使用镇痛药会对胃、肝脏和肾脏造成损害。
- 要注意生活方式的因素，这些因素对头痛（包括偏头痛）的影响比大多数人意识到的要大。当孩子们与头痛做斗争时，最简单的第一步是让他们获得充足的睡眠，保持水分，大部分时间进行适量的体育活动。
- 通过鼓励孩子们为自己的幸福负责来提高自我效能，如喝更多的水或获得更多的睡眠，特别是当他们进入青春期时。如果你的孩子不愿意，可以考虑与心理学家或行为医学顾问合作。

如果头痛是在脑震荡之后发生的（脑震荡指头部受到打击导致的脑细胞受损），则需要更具体的指导。（第 8 章会简要讨论脑震荡）。这是一种创伤性脑损伤，如果一个人没有在撞击中失去意识，或者在撞击后 30 分钟内失去意识，通常被认为是轻微的。但即使是轻微的脑震荡也需要认真对待。为了增加快速恢复的机会，可使用以下策略。

- 脑震荡后尽快咨询医疗保健人员，以评估损伤程度。
- 鼓励你的孩子在脑震荡后休息，午睡，获得充足的睡眠，特别是在刚恢复的几天。脑震荡的常见症状（头痛、注意力不集中、易怒、疲劳和记忆问题），往往在充分休息和睡眠后消失。
- 当你的孩子在脑震荡后恢复活动时，慢慢来，做得太多太快会引发症状。研究表明，当人们在脑震荡后得到如何逐渐恢复活动的指导时，他们有症状的时间就会缩短。
- 告诉你的孩子脑震荡后 1 周内会有所改善，并预料到头痛会逐渐消退。研究表明，积极的期望实际上可能有助于康复。
- 除了您孩子的医疗保健医生开具的药物，考虑放松，引导想象，或其他生物行为技术来控制疼痛。
- 如果你的孩子在脑震荡 1 个月后仍然感到头痛，请去看你的医疗保健医生。绝大多数经历过脑震荡的儿童在 1 周到 1 个月内完全康复。

第 8 章

更高，更快，更疼痛

如何避免青少年运动损伤

当汉娜穿过马萨诸塞州阿默斯特的树林小径时，浑身散发出力量和自信。这位身高5英尺1英寸、身材矮小、肌肉瘦削的高中生喜欢跑步，是学校越野和田径队的顶尖运动员。她特别喜欢越野季，从大一开始她每年秋天都会参加。她会花很多时间来冥想，穿过绿树成荫的小径，呼吸新鲜空气，通过身体每一根强健的肌肉纤维感受节奏。

汉娜在设定目标和实现目标方面也很成功。她说："努力训练并看到了结果。更多的训练会带来更好的跑步时间。"这是非常真实的，它非常令人振奋。她与队友们有着亲密的关系，他们也重视纪律，相互鼓励，相互支持，努力提高。成为团队的一员，提升了汉娜的自尊心，给了她良好的集体、令人钦佩的职业道德、对健康的欣赏以及一个紧密团结的朋友群体。

但这项运动包括全年的训练（夏季和秋季的越野训练；冬季和春季的田径训练），并不是没有伤痛和劳损。汉娜有着很多伤痛和劳损，每次训练之后都要处理间歇性疼痛。

有一次她在大二那年夏天被树根绊倒了——在这个夏天，她作为团队挑战的一部分跑了近300英里。在那天，她把腿伸到身体前面以防摔倒，这导致大腿骨顶部卡入骨盆，损伤了骶骨（脊椎底部的三角形骨）。

这件事引发了从连接髋骨和骶骨的骶髂关节（SI）开始的剧烈疼痛，并向腿部放射。汉娜回忆道："一开始真的很严重，当我把任何重物放在腿上时都会疼。然后当我试着跑步时，就会感到非常不舒服的疼痛。"在痛苦地跑了大约2周后，汉娜意识

痛在你身：如何面对孩子的身心疼痛

到她可能自欺欺人了："我不会说这是因为我难以置信的意志力。我会说这只是因为我很愚蠢，一直在推迟我应该休息这件事情。"

那年秋天，由于受伤，汉娜不得不暂停越野跑。去看医生并没有什么帮助，但她从教练和队友那里得到了建议，最终通过休息、骑自行车、冷敷，以及看一位专门治疗运动损伤的按摩治疗师，找到了缓解症状的方法（像布洛芬这样的非甾体抗炎药似乎并没有改善汉娜的感觉，所以她不依赖药物）。大约 1 个月后，她的疼痛减轻了，所以她回到了训练队，继续训练。并且大二赛季中表现得非常成功。但她的妈妈吉尔回忆说："伤病一直困扰着她。"

在大三时，汉娜的骶髂关节痛复发。"它又开始疼了，所以这次我骑自行车，直到感觉可以继续跑，"汉娜说，"她在秋季越野赛季开始时连续第二年缺席。我没有等到它痊愈，但这次它消失得更快了，因为我没有试着跑步。"

在整个大学期间，除了骶髂关节疼痛外，汉娜还处理了脚踝扭伤、膝盖劳损，腰肌紧张（通过骨盆连接下背部和大腿的肌肉）及胫骨夹板，她将这些夹板固定到一定程度。多年来，她拜访了儿科医生、足病医生、矫形器专家、矫形器医生和理疗师，但每次都几乎没有缓解。高年级的时候，汉娜根本没有参加春季田径赛。她说："在骶髂关节疼痛和胫骨夹板的双重夹击下，因为疼痛，跑步当时对我来说并不是很满意。"

尽管如此，汉娜说她的受伤并不是什么大问题，特别是与其他队友相比，他们经历了骨折和韧带撕裂，以及结束运动的手术。汉娜说，毕竟，她只需要在季节中休息一段时间，按摩和休息通常对她很有效——至少在她的疼痛再次发作之前是这样。

问问大多数对自己的运动很在意的年轻运动员，他们会告诉你，汉娜的经历很常见。对他们来说，刻苦训练并非没有牺牲，疼痛只是比赛的副产品。汉娜说："我觉得我接受了疼痛，并努力克服它。我交叉训练，做其他事情，我肯定会寻求帮助。处理急性或慢性疼痛只是比赛训练的一部分。"

运动损伤激增

在美国，青年体育项目的参与率达到历史最高水平。尽管估计值各不相同，但该国仍有 3000 万～6000 万儿童参加有组织的团队体育活动，而且竞争十分激烈。在许多情况下，父母和孩子不仅将优秀的体育运动视为保持身体健康和快乐的一种方式，而且还将其视为通往大学的途径。孩子们训练得越刻苦，在赛场上表现得越有力，他们获得奖学金或进入自己选择的大学的机会就越大。因此，年轻运动员都开足马力，全年都会参加学校和俱乐部的比赛，参加室内球队和锦标赛，并在休赛期参加运动营。

这种持续的比赛水平导致了受伤人数的急剧增加。哥伦布全国儿童医院疾病研究与政策中心的特蕾西·梅韩说，现在的孩子们比以前训练得更多，在某些情况下比以前训练得更激烈。她评估了青少年运动中的受伤率。所有这些都会导致受伤人数的增加。

在全国范围内，每天约有 8000 名儿童因与运动相关的疼痛损伤而在急诊室接受治疗。在 14 岁以下的儿童中，每年有 350 多万接受运动损伤的药物治疗。在大学生中，每年有 200 万人次运动损伤，50 万人次就诊，3 万人次住院治疗[1]。

一项又一项涉及全国青少年体育运动的研究发现，骨折、扭伤、撕裂和撕裂伤等伤害的发生率飙升。脑震荡（当头部受到打击或颠簸时，大脑在颅骨内挤压并损伤脑细胞）也急剧增加。

发表在《儿科》（*Pediatrice*）期刊上的一项研究发现，2004—2014 年，在 7—17 岁的青少年足球运动员中，在急诊室接受治疗的受伤人数增加了 74%[2]。曼哈顿特种外科医院（HSS）的小儿整形外科医生丹尼尔·格林进行的另一项研究表明，在过去 20 年里，纽约州因运动导致的膝盖损伤导致儿童前交叉韧带（ACL）手术增加了 3 倍[3]。

事实上，前交叉韧带撕裂在全国范围内，在参加竞争性足球、曲棍球、篮球体操和其他运动的儿童中变得很常见[4]。女孩在运动时尤其容易受到前交叉韧带损伤，大多数研究表明这是由于解剖学、激素和神经肌肉的差异造成的，但她们并不是唯一易受伤人群[5]。罗伯特·马克斯是曼哈顿特殊外科医院的整形外科医生，也是《前交叉韧带解决方案：运动中最具破坏性的膝关节损伤的预防和恢复》（*The ACL Solution: Prevention and Recovery for Sports' Most Devastating Knee Injury*）一书的合著者，他说："无论性别，前交叉韧带损伤是一种流行病；我曾经为年龄最小7岁的儿童进行过前交叉韧带重建手术。"

据"停止运动损伤"组织称，儿童的肘部和肩部也容易拉伤和撕裂，尤其是当他们从事棒球、垒球和网球等运动时。举个例子，发表在《美国运动医学杂志》(*American Journal of Sports Medicine*)上的研究发现，接受"汤米·约翰"手术的青少年棒球投手数量急剧增加，该手术以美国职业棒球大联盟投手汤米·约翰的名字命名，包括更换肘部撕裂或断裂的韧带，称为尺侧副韧带[6]。约书亚·迪内斯是HSS的整形外科医生，也是纽约大都会棒球队和其他职业球队的副队医，他说："汤米·约翰手术过去只在大学甚至高中的孩子身上进行，但现在我看到越来越小的孩子也会受伤。"

科罗拉多州公共卫生学院流行病学教授道恩·康斯托克领导了全国高中体育相关伤害监测研究，他说："我们得到的信息是，受伤的孩子的实际数量（医生必须照顾的）随着时间的推移而增加，这不仅仅是因为有更多的孩子在训练。"孩子们在一年中训练得更激烈，时间更长。研究表明，他们的身体也为此付出了代价。

过度兴奋和过度使用

青少年运动损伤急剧上升背后最重要的因素之一是运动专业

化。与过去相比，现在越来越多的孩子专注于一项运动，并全年从事这项运动。这意味着他们重复同样的动作，使用同样的肌肉和关节，一遍又一遍地重复，一周练习 5 次，一个月打 10 场比赛，这几乎没有时间让身体恢复。身体特定部位的持续应力会导致过度使用性损伤，如韧带撕裂、肌腱炎、胫骨夹板（Hannah 等跑步者中常见），以及生长板骨折和断裂。一项又一项关于儿童运动相关疼痛和损伤模式的研究发现，全年只参加一项运动的儿童比全年不参加运动的儿童有更高的疼痛和损伤风险。就背痛而言，无论一个年轻的运动员是足球运动员、体操运动员还是摔跤运动员，如果他们一年四季都参加运动，他们患急性和慢性背痛的可能性几乎是前者的两倍。在大多数情况下，是重复运动和过度使用身体的同一区域导致了儿童和青少年的疼痛伤害 [7]。

"长大后，你会在秋天踢足球，你会在冬天打篮球或打冰球，然后你会在春季打篮球，可能会持续到夏季。因此，根据季节的性质，一年中你会使用不同的身体部位，你会专注于不同的事情，并且你在 11 月和 12 月不可能打棒球。但现在它已经成为一项全年性的运动。即使纽约大都会棒球队也知道情况不应该如此，"迪内斯医生说，"过度使用损伤会导致肌腱炎、炎症和疼痛，通常休息后会好转。但现在他们的损伤越来越多，因为孩子们从来没有机会休息。"

即使是善意的教练也会在不知不觉中让孩子受到过度运动的伤害。佛罗里达州罗斯曼矫形外科研究所常务董事兼矫形外科主任、众多专业运动队的队医和顾问达里尔·奥斯巴表示："许多教练都没有意识到，周末，一个孩子会参加2～3支球队的训练，并参加1场表演赛。因此，即使每个教练可能都在为孩子做正确的事情，但孩子们可能要比预期多扔50次或100次球，因为他们需要在不同的环境下进行比赛。"

不过，有些团队环境会鼓励孩子们把自己逼得太厉害。瑞秋在高中打排球时，教练的座右铭是"球在身体前面！"这意味着球员们应该扑向球而不应该担心身体受到伤害。教练当然不希望她的球员受伤，但如果年轻运动员总是被教导牺牲自己的身体来救球或得分，他们可能更容易受伤。

运动损伤上升的另一个因素是青少年运动攻击性越来越强。加利福尼亚州圣布鲁诺的女孩少年足球教练和裁判员布莱恩·哈夫特说，现在的孩子们踢足球和他还有他姐姐从小踢球的方式大不相同。他说："毫无疑问，现在的球员身体素质更高，对球更具挑战性，结果就是把自己和对手置于可能导致更严重损伤的境地。"

不足为奇的是，青少年足球也变得更具竞争力，受伤人数也有所增加，尤其是当人们意识到脑震荡已经占据了核心位置时。2010—2015年，在10—19岁的儿童中，与运动相关的脑震荡增加了71%。而这些创伤性脑损伤的高峰季节是秋天（足球和橄榄球比赛的时候）。这种增加可以部分解释为最近国家为增加其教育意义而做的努力，以帮助教练、家长、运动员识别脑震荡的迹象，当怀疑脑震荡时，向急诊科或急救诊所寻求帮助。但专家表

痛在你身：如何面对孩子的身心疼痛

示，脑震荡的高发病率不仅仅是体育联盟或国家制订的报告增加和强制脑震荡协议的结果。高脑震荡率在很大程度上也是由于儿童在接触性运动中承受的打击次数过多[8]。

科姆斯托克医生解释说："急诊室的数据可能过度代表脑震荡的实际发生率，因为父母现在非常担心脑震荡，他们可能会因为轻微脑震荡带孩子去急诊室，而他们不会因为轻微脚踝扭伤带孩子去急诊室。"科姆斯托克医生是 2014 年在白宫举行的健康儿童和安全运动脑震荡峰会上发言的五位专家之一。

这可能会扭曲我们在数据集中看到的情况，有时会让脑震荡看起来比实际情况更严重。但毫无疑问，脑震荡是一件大事。有关如何处理脑震荡的更多信息，请参见本章末，以及第 7 章关于头痛的提示。

疼痛的代价被低估

即使年轻运动员在受伤后寻求帮助并去急诊室就诊，医院的疼痛管理通常也不太理想。颇具讽刺意味的是，疼痛通常是他们去看医生的原因。然而，当孩子、父母、教练甚至医生将身体视为一件只需要机械或结构修复的东西时，疼痛往往被搁置一边，成为次要症状。当疼痛得不到治疗时，它往往会持续存在，这可能会导致更长期的疼痛。

当年轻运动员在疼痛中继续运动时，他们可能会付出非常高的代价。在许多伤病的早期阶段，如果孩子们缺席1~2场比赛，或者在休赛期休息一段时间，让他们的身体有时间恢复，完全是有可能恢复的。但是，当一个孩子没有足够的时间来恢复和康复时，同样的伤病可能会加剧，最终导致整个赛季的错过，或者导致更糟的结果，即让这个孩子永远不能重返赛场或恢复完整的身体功能。

"当谈到疼痛时，我告诉父母和孩子的第一件事是，如果有什么东西伤害了他们，他们必须后退，因为在疼痛中训练没有任何好处，"戴因斯医生说，"我对我的专业患者说同样的话，这不是没有付出就没有收获。即使父母说他们的孩子只是有点疼，但他仍然投掷得很好，这也不应该成为讨论的话题。疼痛是身体的一个警告信号，表明身体正在暴露于它不想暴露于其中的东西，继续训练只会有进一步受伤的风险。"请注意，该建议与损伤相关的急性疼痛有关。在损伤已愈合的慢性疼痛疾病中，神经系统已对疼痛信号过敏，可以应用其他指导，如第1章和其他章节讨论的。

戴因斯医生解释说："忽视急性疼痛可能会导致不适部位的更大损伤，或者在身体试图补偿和抵消最初的疼痛时，导致不同部位的功能障碍。身体并不愚蠢，因此孩子在投掷或发球动作中可能会稍微改变他的投掷或发球姿势，现在身体暴露在另一个潜在的损伤中，因为它改变了姿势，使韧带错位。"

戴因斯医生说："当损伤需要手术时，情况会变得更复杂。孩子们开始手术的年龄越小，他们获得长期成功的机会就越低。如果你在 12 岁的时候做了第一次手术，然后继续打球，几乎肯定的是，伤病和手术将在你 17 岁或 18 岁时再次发生，然后在 25 岁时又会发生，你只是把时间轴向后移了，这是一个大问题。"他解释说："原因是，任何时候你在身体同一部位进行多次手术，结果通常都不是很好，我对你能继续做得很好不是很乐观 [9]。"

运动损伤的终身后果

汉娜的母亲吉尔非常了解运动损伤是如何改变人生轨迹的，因为在她还是一名年轻的田径运动员时，这种情况就发生在她身上。"在中学的一次运动会上，当我以前所未有的速度朝终点冲刺的时候，我的脚踝肌腱撕裂了。而且，我承认，我继续参加体育运动。我没有继续参加田径运动，但我在高二那年全年都踢足球，"吉尔说，"教练会在比赛中用绷带固定我的脚踝，之后，当绷带解开时，我经常会在走到路边或下车时扭伤脚踝。许多严重的扭伤让我在青少年时期花费了大量的时间拄着拐杖。这也让我产生了很多心理上的恐惧。"

吉尔在高二和高三之间做了脚踝重建手术，当时她决定最好放弃体育运动，转而参加戏剧和学生会。"那一次手术改变了我的一生。"她说。

但吉尔的身体问题并没有就此结束。在她 40 多岁时，她出现慢性髋部疼痛，导致她走路需要借助拐杖，当疼痛太严重而无法入睡时，服用西乐葆（一种处方非甾体抗炎药）。她被诊断为髋关节发育不良，并在 51 岁时接受了髋关节置换术。"我想我是为了代偿我的脚踝而奇怪地行走，这可能改变了我的步态，导致我的右髋恶化得更快，"吉尔说，"但这次手术让我的生活又回来了。"尽管如此，这仍然是一个漫长而痛苦的旅程，始于近 40 年前的一次中学运动损伤"。

安娜看到许多青少年患者开始走上同样的道路。对他们中的一些人来说，一开始只是轻微的运动损伤，现在已经发展成了一个问题，如果不能有效地解决，就有可能危及一生。像吉尔和她的女儿一样，这些患者认为运动损伤带来的疼痛是短暂的。但通常情况下，这类伤害带来的疼痛会持续存在，有时还会蔓延。来看安娜和她工作的儿科疼痛管理团队的其他成员之前，这些孩子们已经看过他们的儿科医生了，除此之外，他们通常还和骨科医生、风湿科医生、理疗师、按摩师及其他专家合作。他们已经错过了几周的学习，不得不远离他们热爱的运动。在这种情况下，伴随着持续的疼痛而来的烦躁，他们的情绪也急剧下降。

运动损伤为什么会演变成慢性疼痛

安娜的一位同事，俄勒冈州健康与科学大学的心理学家和副教授艾米·L.霍利，正在试图解开为什么急性肌肉骨骼损伤（如

　　　　　　　痛在你身：如何面对孩子的身心疼痛

扭伤和骨折）引起的疼痛会无法缓解的谜团。霍利医生的研究是首批评估儿童急性肌肉骨骼损伤并随时间推移而进行随访的研究之一。一篇论文（安娜合著）报道了骨折、扭伤和其他肌肉或韧带损伤（许多来自运动损伤）的儿童初次就诊于急诊科和门诊后4个月内的经历。这项研究的目的是确定生理、心理和行为因素，这些因素可能预测哪些孩子会从他们的伤害中恢复，哪些孩子会出现慢性疼痛。

第一个发现是，大约35%的患有急性肌肉骨骼疼痛的儿童在初次就诊4个月后仍持续疼痛，值得注意的是，这些儿童更可能是女孩。事实上，在持续疼痛的孩子中，超过87%是女孩，不到13%是男孩。

另一个惊人的发现是：孩子们在4个月后感到疼痛的可能性是一样的，不管他们是受了相对轻微的伤还是严重的骨折。

那么，哪些因素可以预测谁会承受疼痛呢？霍利医生的研究团队通过观察每名儿童的条件性疼痛调节（CPM）发现了线索，CPM是人对特定刺激作出反应时抑制或减轻疼痛的固有能力（是神经系统中下行疼痛通路的一部分，如第1章所述）。可通过将个体暴露于特定条件下，并评估其身体反应来确定CPM。在这项研究中，每个孩子在第一次就诊后不久就参加了这样的测试，研究人员利用热和冷刺激来评估孩子的疼痛调节系统是如何工作的。他们发现，在受伤4个月后，那些疼痛调节系统在一开始就有效工作的孩子更有可能康复，不再感到疼痛。与此同时，在受伤前后有较高抑郁症状的儿童更有可能在4个月后因疼痛而致残。

这些结果支持以下观点，即神经系统功能和情绪是疼痛反应的重要影响因素，甚至可能与损伤本身的严重程度同样重要。我们仍然不知道是否有可能改变或改善一个人的条件性疼痛调节系统，或者改善它是否会改善整体疼痛结局，但这些也是研究人员希望在未来探索的问题[10]。

儿童参加体育运动的好处

现在关于运动和疼痛的好消息是：虽然参加体育运动会带来受伤的内在风险，但研究也表明，认真地进行体育运动和普遍积极运动可能会降低儿童患慢性疼痛的风险。例如，在一些研究中，参加或组织诸如游泳和足球等运动的青少年患腰痛的风险较低，而坐着的时间较多的孩子患腰痛的风险较高[11]。在挪威进行的一项大型研究显示，与每周锻炼天数较少的青少年相比，每周进行几天严格锻炼的青少年患慢性疼痛的风险较低[12]。

为什么更多的活动会减少疼痛？长期以来，对普通人群的研究表明，适度的体育活动可以促进健康和幸福。与此同时，专注于精英运动员的研究人员一直在研究剧烈的身体活动如何影响对疼痛的感知。实验室研究发现，当运动员暴露于热、压、冷等疼痛刺激时，他们对这些感觉的耐受性比非运动员高。根据一项对超级马拉松运动员的研究，这种较高的疼痛阈值可能是由于心理

痛在你身：如何面对孩子的身心疼痛

因素。在这项研究中（包括一项基于实验室的测试和一份问卷），跑步者比非跑步者表现出更少的疼痛相关焦虑和更少的疼痛回避。这就好像长跑的经历教会了他们少关注疼痛，不要把疼痛当作警报或对身体的真正威胁[13]。

其他研究通过神经影像评估了训练有素的运动员，发现有规律的体力活动可以改变我们的大脑处理疼痛刺激的方式，并影响我们对疼痛的感知。这样的结果提示运动在预防和治疗慢性疼痛中均有作用[14]。

设定稳定的节奏

9 月的某天，天气炎热潮湿，在马沙丘赛场，汉娜和其他数百名来自新英格兰各地高中的越野选手齐聚一堂参加 5K 比赛。

吉尔和她的丈夫马特站在森林线附近，等待汉娜从树林中出来。但首先，他们看到了校队队员们冲了过来，一群人飞快地冲过了终点线。

"男孩们跑得太快了，导致他们彼此撞到了一起，"吉尔回忆道，"以至于有非常强壮的志愿者、父母和教练站在终点，当孩子们通过时抓住他们，让他们减速并把他们举起来，因为他们中的很多人会在用尽全力后摔倒。"

汉娜通常没有表现出痛苦的迹象，但在这一天，气温达到了90 华氏度，她达到了一个极限。吉尔说："当汉娜越过终点线时，她用力过猛，她昏过去了，晕倒了。我的朋友在终点线工作，她在汉娜倒下去一半的时候抓住了汉娜，把她带到了医疗帐篷。"

汉娜很快在帐篷里恢复了意识，但她的父母被周围发生的事情吓坏了。"有女孩吐着、哭着，还有一些人坐在那里，头上敷着冰袋和湿毛巾。"吉尔回忆道。我丈夫和我当时都在看，他看着我说："我不想让她再跑了，仅此而已。我认为我们应该禁止。"很多女孩都受伤了，作为父母，我和我的丈夫经常觉得这不值得，我们担心汉娜的长期健康。然而，正如他们所了解的那样，在健康竞争和过度运动之间取得平衡，对父母和年轻运动员来说可能是个很大的问题。

许多家庭正在努力为孩子的运动参与制订适当的限制。以汉娜为例，她的父母最终并没有禁止她跑步。汉娜整个高中期间，她继续参加学院的第三级越野赛和田径队的比赛，并在高三时担任越野赛的联合队长。她不会做出任何改变。"我喜欢在高中跑步。我从未发现对我来说这是一件不健康的事情，"她说，"这给了我很大的自信。"虽然她的骶髂关节疼痛时不时地加剧，但对汉娜来说，运动带来的好处远远超过了疼痛。

吉尔解释说："育儿是一个长期、缓慢的过程，你要放手让孩子做出自己的选择。因此，我的想法是继续与汉娜沟通，让她了解最重要的事情是并不是赢，而是保持健康和强壮，并对自己感觉良好。"她希望汉娜能够倾听这一信息，并在一生的跑步中感受到力量；如果她的疼痛发作，她会听从自己的身体并根据需要做出调整。

当心：当有疑问时，不要插手

尽管今天人们越来越关注年轻运动员和职业运动员的脑震荡，尤其是国家橄榄球联盟和国家冰球联盟的运动员，但青少年运动员仍然经常忽略恶心、头晕、头痛和对光敏感这些众所周知的头部损伤症状。

足球教练迪克斯说："孩子们通常不愿意承认脑震荡，因为他们可能想获得大学奖学金，或者他们的父亲或教练想让他们参加比赛，或者他们想要回到球场上，尽自己的力量，所以他们可能对自己的真实感受有点不诚实。"但是，及时承认并治疗疼痛和损伤是至关重要的，尤其是在疑似脑震荡的情况下。

发表在《儿科》期刊上的一项研究表明，脑震荡后几分钟内继续参加运动的孩子，其恢复时间几乎是头部创伤后立即退出比赛的孩子的 2 倍。在这项通过匹兹堡大学医学中心运动医学脑震荡项目进行的研究中，一组 35 名青少年运动员（美式橄榄球、足球、冰球、排球、曲棍球、篮球、摔跤和英式橄榄球）在获得脑震荡后立即被带出比赛，这是脑震荡治疗的协议。他们的经历与另一组 34 名经历过脑震荡但仍留在场上继续比赛的运动员进行了比较。研究人员发现，在头部受伤后继续比赛的运动员平均需要 44 天的时间来恢复，而立即退出比赛的运动员平均只需要 22 天[15]。

这意味着脑震荡后 24～48 小时的休息（随后在医生的监督下逐渐恢复正常活动），可以让脑细胞更快地愈合。"当大脑受到冲击时，大脑内的神经元网络不能很好地相互沟通。进一步的身体活动或进一步的认知活动会进一步加重系统的压力。"肯塔基州路易斯维尔市诺顿医疗保健中心运动脑震荡项目主任、神经学家泰德·塞弗特说。

此外，与成年人相比，青少年更容易受到脑震荡的生理影响，因为他们的大脑还在发育，在匹兹堡大学领导儿科学研究的R. J. 埃尔斌解释说。埃尔斌现任阿肯色大学运动脑震荡研究办公室的主任，他指出了美国疾病控制和预防中心的建议，"当有疑问时，让他们停赛"和"错过一场比赛比错过赛季剩下的比赛要好"。他补充说："我们的数据支持这一点。"教训是：运动员、教练、教练和父母需要注意脑震荡的迹象，并在受到打击后立即对疑似头部受伤的运动员进行检测。

脑震荡后休息是很重要的，但是休息太久也会有问题。在一项研究中，威斯康星医学院的研究人员将被诊断患有轻度脑震荡的儿童随机分配到两个不同的治疗组。在一组中，医生告知家庭，孩子需要休息1～2天，然后逐渐恢复正常活动；在另一组中，医生要求严格休息（不参加体育活动、不上学、不工作）5天。受伤后10天复诊时，那些被告知休息5天的孩子报告的震荡后症状（如头痛和头晕）比那些被规定休息时间较短的孩子更高。医生处方的这种简单差异影响了儿童随时间推移的恢复情况[16]。

还可以做些什么来改善结局？研究表明，当孩子和父母获得关于脑震荡恢复的准确信息，并得到关于如何逐渐恢复正常活动的适当建议时，孩子会更快地从头痛和其他脑震荡症状中恢复。研究还表明，当孩子们接受包括心理和行为干预（如认知行为治疗），以及运动医学提供者、康复专家和神经科医生在内的协作治疗时，他们恢复得更快。然而，虽然 10—17 岁的孩子从运动相关的脑震荡中恢复的平均时间是 17 天，但这些孩子中约有 1/4 在受伤 1 个多月后仍在与症状做斗争。关于脑震荡治疗，还有很多问题有待研究（有关脑震荡更具体的指导，请参阅第 5 章）。

运动损伤预防和治疗

　　幸运的是，通过适当的训练技巧、充足的休息时间和知识渊博的成年人的指导，年轻运动员可以在第一时间提高预防运动损伤发生的概率。当损伤确实发生时，孩子们可以采取一些措施来减少远期的问题。

　　为了让年轻运动员保持强壮、快乐和健康（无论是心理上还是身体上），与潜在的教练讨论他们的方法，并牢记包括美国儿科学会在内的专家的建议。

- 帮助孩子养成健康的心态。在许多运动中，孩子们在心理上习惯于忘却对他们不利的疼痛和不适。"有一种观点认为，为了球队的整体利益，你必须牺牲自己的身体和大脑。"波士顿地区的橄榄球教练道森·迪克斯说，他曾为高中和大学球队效力。他承认这种心态可能走得太远了。无论你孩子的运动是足球、田径、足球还是排球，你的基本建议都应该是一样的："听从你的身体。当你受伤时，要花时间来恢复。"孩子受伤的时间越长，就越有可能发展成慢性问题。

- 优先考虑预防。损伤越少意味着神经系统功能受损的机会越少。但请记住，预防不仅仅意味着身体伸展和力量训练。这也意味着帮助孩子减轻压力，获得充足的睡眠。我们知道，心理健康和充分的休息都有可能保护儿童免于持续性疼痛，许多被驱使过度参加体育活动的孩子和父母也感到了在学术和其他领域出类拔萃的巨大压力。当这种竞争环境耗费孩子睡眠的时间时，会使他们的身体和心理健康处于危险之中。

- 将运动专业化推迟到至少 15 岁（16 岁最佳），以最大限度减少对孩子成长身体的压力，并降低过度使用损伤的可能性。鼓励孩子全年进行各种各样运动，有助于增强不同的肌肉，并减少只进行一项活动耗尽精力的机会。

- 在整个赛季，确保年轻运动员每周有两天的休息时间，以降低过度使用引发损伤的可能性。这并不意味着孩子们在休息日必须不活动。例如，他们可以在远离垒球场的日子里游泳。

- 鼓励孩子们在 1 年中至少有 3 个月远离他们的主要运动项目，以 1 个月为单位分期开展。在这段时间里，孩子们应该尝试其他的体育活动，或者通过在户外玩耍和朋友们一起玩来保持活跃。

- 密切监督专门从事某一项运动的年轻运动员。理想情况下，与孩子的儿科医生和教练或知识渊博的运动教练合作，提供适当的指导。

- 指导儿童在疼痛时寻求帮助。疼痛是身体提醒他们应该停止正在做的事情并重新评估的最佳方式。

- 保持长期目标。如果一个人希望他的余生都能积极锻炼身体，那么在年轻时的每一场比赛中都把身体推到极限可能会适得其反。奥斯巴尔医生说："我们希望鼓励所有年轻运动员尽最大努力，保持竞争力，但我们也始终需要鼓励他们在实现最终目标的同时，牢记健康和安全的理想。"

- 寻找拥有运动教练的团队。不要与教练混淆，运动教练是在医生指导下工作的医疗专业人员，可以为运动员提供适当的训练、预防损伤和康复。在紧急情况下，有执照的运动教练在场也是至关重要的。

- 督促运动员遵守比赛规则，降低危险比赛的概率。康斯托克医生说："为了保证孩子的安全，父母可以做的一件事就是确保孩子的教练坚持公平竞争和良好的运动精神，并确保孩子所在的任何联盟都有合格的裁判来执行规则。"她说："如果绝大多数运动员之间的接触都根据比赛规则加以限制，我们就会减少脑震荡和其他伤害。"

- 询问教练他们如何防止受伤和保护年轻运动员的安全。例如，如果一个足球教练在教拦球，了解他的训练和技术。迪克斯说："如果你没有专业知识来教孩子们如何去做像抢断这样严重的事情，你可能会让很多孩子受伤。如果你对教练或负责的成年人有疑虑，请大声说出来。"

- 了解有关调节程序的信息。例如，为了降低前交叉韧带损伤的风险，马克思医生建议伤害预防计划以核心和髋部力量、身体位置、平衡和运动模式为目标。向运动教练、教练或儿科医生询问安全策略。

- 定期与您的孩子沟通。运动对孩子的心理健康有好处。它可以培养纪律、自尊、目标设定能力和领导技能。它还可以教会孩子们团队合作的重要性和乐趣。但是，如果追求卓越或获胜的压力过大，就会削弱参与体育活动的心理益处。这就是为什么父母和教练应该定期询问孩子们是否仍然感到有动力，是否喜欢他们的运动。就像身体训练和休息之间需要一个健康的平衡一样，孩子们在体育比赛和娱乐之间有一个健康的平衡是很重要的。

孩子受伤时怎么办

- 如果你的孩子真的受伤了，请去看医生，并确保你的孩子需要休息一段时间才能真正康复。这通常包括物理治疗。"我总是强调休息的价值，"奥斯汀的骨科医生，德州骨科、运动和康复协会的联合创始人芭芭拉·伯金说，"没有人想要休息。他们想要服用镇痛药物，并且能够去上学或工作。但我建议，如果你需要镇痛药，你应该待在家里休息。对于孩子，我关注的是大量的冰敷、动作技巧和 TLC。"

- 如果手术是必需的，帮助你的孩子明白这意味着退出比赛这段时间要找到其他方式保持忙碌。伯金博士建议其他年轻的运动员做一些其他的事情，把你的注意力从受伤的悲伤中转移开，无论是爱好、志愿活动，还是任何你喜欢的事情。她自己的儿子因为严重的伤病而不能踢足球。她还补充说："如果你计划重返运动，那么在你恢复的过程中，试着通过参加训练和观看比赛来保持参与，这样你就不会与队友和朋友失去联系。"

- 如果涉及手术，请向您孩子的医生询问如何恢复。目标是在医疗专业人员的监督下，尽可能多地使用受伤的身体部位，并逐步加强。所以准备一些具体的问题：我的孩子什么时候可以在受伤的地方负重？我的孩子什么时候可以恢复日常活动？我的孩子什么时候可以进行运动和物理治疗？

- 如果你孩子的医生开了镇痛药，你要清楚它需要用多少天，以及是否可以同时使用 OTC 镇痛药。在某些情况下，如果将处方镇痛药与医生批准的非处方镇痛药联合使用，处方镇痛药可以从较低剂量开始。处方镇痛药通常没有说明何时或如何停止使用。如果可能需要超过数天，请咨询您孩子的医生如何减少剂量或频率。

- 如果您孩子的情绪不稳定，请注意。有些易怒和喜怒无常是青少年生活的正常组成部分，但如果你对孩子的精神状态有任何担忧，不要害怕谈论它：向儿科医生、行为健康提供者（许多儿科医生的办公室现在都有这些专业人员）或学校顾问寻求意见。积极的情绪有助于伤势恢复。

- 如果恢复看起来需要很长时间，请询问医生合理的期望值。恢复确实需要时间，所以重要的是要意识到体能不会在一夜之间恢复，恢复受伤前的状态可能需要相当大的努力。尽可能积极地对待孩子正在做的艰苦工作。庆祝孩子健康康复的进步，就像庆祝进球或赢得比赛一样。为你们年轻运动员的每一步加油。

第 9 章

疼痛作为一种疾病状态

儿童神经系统异常及如何纠正

几十年来，我们一直认为，如果有人持续疼痛，那一定是潜在解剖状况造成的。医生和患者都认为肌肉或骨骼疼痛（肌肉骨骼疼痛）一定是物理创伤（如肌肉拉伤）、感染（如耳痛）或持续的慢性疾病（如癌症）引起的。他们认为，疼痛消失所需的是治疗潜在疾病。然而，近年来，研究人员发现这种假设并不总是成立的。有些疾病，疼痛既是主要症状又是基础疾病。在这些情况下，即使疼痛是由受伤或疾病引起的，疼痛也不会在初始情况得到治疗后消失。相反，神经系统变得过敏，导致疼痛持续并加剧，通常没有任何关于疼痛来源的生理线索，这给家庭带来了一个令人发狂的谜团。但疼痛研究人员和临床医生对这一现象已变得明智，并已开始将这种慢性疼痛本身归类为一种疾病状态。

还记得本书引言中的小姑娘泰拉吗？在不到 9 岁时，她发生了一种名为"复杂区域疼痛综合征"（CRPS）的疾病，也被称为反射性交感神经营养不良，因为一位同学在滑旱冰时扭了脚。这起事故没有造成扭伤、骨折或其他明显的损伤，但泰拉因神经系统超负荷而忍受了一年半以上的令人虚弱的疼痛。尽管医生们努力找出她疼痛的明确原因，但这并没有使它变得好转。幸运的是，泰拉接受了 CRPS 的强化治疗，明显减轻了她的疼痛。她现在在上高中，虽然仍有疼痛发作，但她已经学会了如何控制这种症状。

在本章中，我们重点关注 CRPS 和青少年纤维肌痛，其特征是广泛的疼痛、疲劳和睡眠障碍。两者都是由疼痛引起的，涉及高度敏感的神经系统，因为它们经常被误解，这两种疾病通常在数月或数年内得不到诊断和治疗。但科学家最近做了大量工作来破解这些疾病。他们深入研究了这些疾病的神经生物学，发现它们是由周围神经（影响脚、手和其他四肢的神经）功能，以及中枢神经系统如何处理疼痛信号（这一过程发生在脊髓和大脑）的变化引起的。这证明了对可能导致疼痛的原因的理解的提高，使医生能够更好地治疗疼痛。

复杂性局部疼痛综合征

想象一下，有人用羽毛轻抚着你的胳膊，但你感觉到的不是轻微的痒，而是像被火把灼伤了一样。一阵风就像一把刀割破了你的皮肤。棉质 T 恤或床单的触感就像百万根针刺穿你的身体。简而言之，即使没有有害的外部触发因素，你也会感到极度痛苦。帕卡德儿童医院疼痛管理主任、斯坦福大学医学中心麻醉学教授埃利奥特·克莱恩说，这些经验让你明白了 CRPS 是什么感觉。

在美国，每年都有大约 20 万人患有这种疾病，通常以相对较小的损伤开始，如脚踝扭伤或手腕折断，从而引发疼痛。在正常情况下，在这样的身体创伤后，治疗可能包括休息、冰敷、消炎药物，短时间的固定（石膏或夹板），以及物理治疗，损伤会愈合，神经系统会稳定下来。但有 7%～10% 的人，在损伤消除后，神经系统不会重新校准，也不会恢复到以前的"正常"设定点[1]。相反，神经会保持兴奋状态，进入超速状态，向大脑发送持续的疼痛信号，即使可能已没有原始损伤的生理痕迹。

这就是泰勒 12 岁时在纽约皇后区发生的事情。2015 年 4 月，泰勒在一健身自行车事故后，脚踝和脚部骨折。医生给了他一只矫形靴来固定那个部位，虽然他的骨骼愈合了，但他开始出现跛行。同年 9 月底，他在滑索的时候摔倒了，踝关节和足部在同一位置骨折。泰勒脚上再一次穿上了那只矫形靴，但这次，他的骨骼不容易愈合，因此骨科医生给他打了石膏。最终，他的骨骼愈合了，但是当移除石膏时，他的脚看起来变色了，感觉更加疼痛。

他的母亲丹尼斯说："他晚上疼得哭，白天不能走路。"但因为磁共振成像只显示了脚部和脚踝周围的炎症，骨科医生得出结论，没有什么问题，泰勒一定是为了逃学而假装疼痛。"这是一个勤奋好学的男孩，一个全优的学生，热爱学校，我知道事实并非如此。"丹尼斯说。

为了寻求治疗，2015 年 11 月，丹尼斯带着泰勒去看了理疗师。那时，泰勒的脚已经发紫、肿胀、发冷（这都是 CRPS 的典型体征），他无法忍受别人碰他的脚。理疗师是第一个认识到泰勒在经历的 CRPS 症状并暗示他可能患有这种疾病的医生。

"每周 7 天，每天 24 小时，这孩子处在持续的疼痛中。他有时几乎无法入睡。我听到他晚上因疼痛而撞墙；听到呻吟，感觉非常非常困难，"丹尼斯说，"即使是简单的任务也几乎无法完成。

例如，泰勒无法处理脚上的水的感觉，所以洗澡成为一种折磨。他所经历的一切令人心碎。"

丹尼斯还记得其他人要理解发生了什么是多么困难。毕竟，疼痛并不是一种共同的经历，只有感受到疼痛的人才能真正知道其影响。甚至泰勒的父亲也要亲眼看到才相信。丹尼斯说："为了验证疼痛是真实的，泰勒的父亲会等到泰勒睡觉时轻轻触摸他的脚，然后他就会发现，即使在睡觉时，泰勒也会因为疼痛而退缩。"

2015 年 12 月，一位儿科骨科医生确诊泰勒患有 CRPS。但就像许多面临慢性疼痛综合征的人一样，这家人花了将近一年的时间才找到一位在这方面有专长的儿科疼痛专家，并有时间去看他们。最严重的情况是，到 2016 年 1 月，泰勒腿变色的范围扩大了，他的腿部肌肉出现肌张力障碍（倾向于不自主地收缩），他需要使用助行器走动，居家接受学校教育。他尝试过加巴喷丁（一种非专利药物，常被用来治疗癫痫发作和神经疼痛）和普瑞巴林（一种也用于治疗癫痫发作和神经疼痛的药物），这两种药物对某些人可能有效。然而，对泰勒来说，它们只会使事情变得更糟。"药物使他变得暴力，有时他会尖叫要血腥的杀人，而我必须尽力压住他以帮助他放松下来。"丹尼斯说。

有一次，为了给儿子减轻痛苦，丹尼斯急忙把泰勒送到了急诊室。他住院 3 天，并给予药物曲马多、吗啡和羟考酮（均为阿片类药物），但没有任何药物能够消除疼痛。

最后，家人预约了一位了解 CRPS 并知道如何帮助泰勒的儿科麻醉师。"当我们找到她时，一切都变了。"丹尼斯说。医生停掉了泰勒正在服用的药物，转而推荐了一种双管齐下的方法：一名专门研究 CRPS 的理疗师和一名专注于通过认知行为疗法治疗疼痛的心理学家。这条路很漫长，需要付出大量的工作和毅力，但慢慢地，泰勒的状况开始好转。一个转折点出现在 2016 年 7 月，当时，家人参加了由美国疼痛基金会主办的为期一周的 CRPS 儿童家庭夏令营。"与其他处理同样事情的孩子和父母互动让我们感到了力量。我们以为我们是唯一的，"丹尼斯说，"夏令营改变了他的整个生活方式。过去 3 年里，我的非职业运动员在过去三年里参加了 3 次斯巴达比赛，从 2016 年 11 月开始，他就没有任何疼痛。"泰勒现在是一名高三年级学生，他的平均成绩一直保持在较高水平，他的目标是成为一名骨科医生。"我非常感谢我们现在的状况。"这来之不易，尽管我们不得不努力去争取，但我们做到了，"丹尼斯说，"现在，泰勒的医生让他们的新患者父母打电话给我，帮助他们渡过难关，并给他们希望。"

一种神秘的疾病

"神经系统怎么会错得这么离谱？"克兰医生在一个广受欢迎的 TED 演讲中问道，安娜经常向她的患者推荐这个演讲。"神经系统怎么能把触摸羽毛之类的无辜感觉曲解为触摸火焰呢[2]？"如第 1 章所述，我们的神经末梢对感觉作出反应，通过脊髓（通过神经递质）向上发送化学信息到大脑，并在那里解读这些信息。一旦感觉被解码，大脑就会沿着脊髓发送信息，这可能会增加或降低疼痛程度。但在 CRPS 的情况下，中枢神经系统变得超敏化，并在最初的损伤愈合后继续向疼痛通路上下发送信号。

研究人员仍在寻找中枢神经系统致敏的多层面原因，但近年来发现的一个重要原因是神经胶质细胞在中枢神经系统中的作用。科学家发现，神经递质在疼痛通路中上下移动可激活神经胶质细胞，释放化学物质引起神经炎症。而这种神经炎症反应是神经系统将羽毛的轻抚曲解为火焰烧伤的部分原因[3]。

CRPS 的风险因素

为什么 CRPS 在某些人中发生而在其他人中未发生？为什么一个孩子的手臂骨折在几周内就康复了，而另一个孩子的损伤却变成了慢性、令人衰弱的疼痛？科学家已经确定了几个似乎使孩子更容易患 CRPS 的因素。波士顿儿童医院慢性疼痛诊所主任、哈佛医学院麻醉学副教授尼尔·舍希特尔说："这些慢性疼痛问题的根源相当复杂，可以是生物、基因、感染、表观遗传的，并且可能有无数不同的因素混合在一起造成中枢超敏化[4]。"

但是，CRPS 存在一些明确的风险因素。例如，年龄和性别似乎是这种疾病的主要因素。大多数发生 CRPS 的儿童在 9—15

岁（平均发病年龄为 12 岁），并且约 85% 诊断为 CRPS 的儿童为女孩[5]。这导致研究人员认为青春期相关的激素变化可能导致青春期女孩特别容易出现这种情况。

CRPS 似乎也受到心理应激因素的影响。有证据显示，当儿童面临焦虑或抑郁等精神疾病时，更可能发生 CRPS。CRPS 儿童也更有可能在疾病发作前几个月内经历过家庭压力事件（如父母离异或父母的工作变化）[6]。泰勒的母亲丹尼斯坚信，她自己的健康问题（在泰勒发展为 CRPS 前不久，她曾住院 2 次）给他们的家庭造成了巨大创伤，并导致了泰勒的病情。

损伤的治疗方式也可能影响 CRPS 的发展，与年龄、性别或基因不同，这是一个我们可以控制的因素。例如，研究表明，受伤后过度制动可导致 CRPS[7]。实验甚至表明，在未受伤的手臂上放置石膏可导致类似 CRPS 的神经生物学变化。在一项试验中，一组成人在未受伤的前臂放置石膏固定 4 周，而对照组成人没有。当石膏拆除几天后，这些成年人对温度、皮肤压力和正常手臂运动表现出更敏感，他们甚至出现变色和毛发生长变化，所有这些都可见于 CRPS[8]。另一项试验中，自愿将未受伤的手臂石膏固定 6 周的人也得到了类似的结果，表明用长时间制动治疗骨折和扭伤可能不是最佳方法[9]。

当然，大多数人在去除手臂上的石膏后，会花几天时间重新校准环境中的新刺激，一周内，他们的神经就会恢复到受伤前的设定点。但是对于少数人来说，长期缺乏神经刺激会刺激神经系统放大其受体，导致即使是轻微的感觉也会记录到更高的水平。

　　　　　　　　痛在你身：如何面对孩子的身心疼痛

这可能是 CRPS 开始的信号，尤其是当神经系统已经在处理其他压力源时。

重新训练神经系统，消除恐惧

我们了解到，神经系统会对其所处环境产生剧烈的过度反应。但从好的方面来看，这说明了神经系统具有巨大的可塑性，我们可以利用这一点来发挥我们的优势。如果我们将神经缓慢暴露在不断增加的刺激下，神经系统可以重新适应和校准。如果我们给它一个机会，我们可以重新训练我们的神经系统以适应感觉。

事实上，我们一直这样做，无论是短期还是长期。例如，每次你踏入一个冰冷的游泳池，感觉有点难以忍受。但在水中待上几分钟后，你的神经系统通常会适应，你不再感觉水太冷。这是一个短期适应。在温度谱的另一端，当你第一次学会如何烹饪并开始处理温热的锅时，他们会感到太热而难以触摸，这是你的神经系统警告，即刺激可能是危险的。但是，经过多年的暴露在滚烫的容器中，你的神经系统已经习惯了这种感觉，所以当你不带烤箱手套拿起一个温暖的盘子时，它不再发出红色警报。"在这种情况下，神经系统已经关闭了放大器，"克兰医生说，"它本质上是在暗示，'好吧，我告诉你这很疼，但如果你不听我的话，我就不再告诉你了'。"在一个有经验的厨师身上，神经系统重新校准并改变了它的"正常"设置，包括"热餐具"。

这种对刺激的逐渐暴露并最终适应是理疗师如何治疗 CRPS 的方式。这是有效的。克兰医生说："我们采取的物理疗法是给患者一种新的常态，一开始是一种折磨，但最终我们会重新训练神经，使其能对日常生活中的活动和感官体验做出正常反应。"关键是告诉孩子，他们感觉到的慢性疼痛不应该是阻止他们移动的保护信号。对于这种类型的慢性疼痛，神经系统反应过度，并发出不可靠的信息，而该感知到危险实际上不是真正的威胁。因此，理疗师会和孩子一起做一些简单的工作，如每天 3 次对他们的脚进行 5 秒的负重训练，尽管他们一开始会感到疼痛。

波士顿儿童医院的谢赫特医生说："我们告诉患者，慢性疼痛会对你造成不适，但不会对你造成伤害。"一旦孩子知道他们的慢性疼痛不是完全停止运动的指令，他们通常会有更容易的时间恢复一些日常任务，并克服疼痛，尽管极度不适。

尽管如此，即使你知道某项活动不会对你的身体造成伤害，但克服对慢性疼痛的恐惧，也是一件非常了不起的事情。疼痛是一位非常有效的老师；生活在 CRPS 的痛苦中孩子们很快学会了避免任何可能引发痛苦、愤怒的动作或情况。对于许多患有 CRPS 的孩子来说，仅仅是想到使用他们的患肢或学校里有人不小心碰了它就很恐惧。这就是心理工具可以提供帮助的地方。认知行为疗法可以帮助儿童平静心理，稳定生理状态（如降低心率），消除疼痛带来的焦虑。使用放松和分心的技巧，无论是在物理治疗过程中还是在执行日常任务时，孩子们都可以学会减少关注他们的动作产生的疼痛信号，更多地关注积极的想法和图像。例如，把锻炼变成有趣的游戏或边做边看有趣的视频，可以分散孩子们在肢体运动时的直接疼痛和恐惧。理想情况下，儿童的治疗计划不应局限于物理疗法，还应包括这种认知行为疗法，以及生物反馈、催眠、芳香疗法和按摩等其他多学科策略（这些方法在第 10 章中有更详细的介绍）。

值得注意的是，神经影像学显示，这些治疗实际上可改变儿童大脑内的连接。斯坦福大学麻醉学和儿科疼痛医学副教授劳拉·西蒙斯领导的研究重点是杏仁核，杏仁核是大脑中处理恐惧、焦虑和记忆的区域。她发现，在一名完成多学科康复项目的年轻 CRPS 患者中，杏仁核调整了它与大脑其他部分的通信方式。在一项研究中，她比较了一组 CRPS 儿童与一组无该疾病的儿童。"在治疗开始前，与健康同龄人相比，CRPS 儿童的杏仁核和其他脑区存在更活跃地联接或交叉对话，"她说，"真正令人振奋的是，在治疗结束时（涉及心理、物理治疗和职业治疗），我们看到患者的活跃连接开始减弱，这些变化与疼痛相关恐惧的减少有关。几周后，孩子们的大脑对治疗产生了反应[10]。"

回归"正常"

对神经系统进行再培训的最关键、最低技术含量的方法之一是恢复正常生活。但这并不意味着孩子们应该克服剧烈的疼痛，重新回到全速前进的状态。恢复正常应该是一个循序渐进的过程。这可能意味着你的孩子每天起床，穿好衣服，坐在餐桌前一个小时，做一点阅读或课业。经过 1~2 周这样的活动，你可能增加一次愉快的每天上学之旅，即使只是向辅导员或班主任报到 15 分钟。再加上多学科的治疗计划，这种缓慢而稳定的方法可以帮助孩子们恢复全面功能。

虽然 CRPS 恢复的时间表因人而异，但强化 CRPS 项目中的儿童可能有望在一个月左右开始看到真正的结果。"你的疼痛可能不会消失，但你的功能将得到改善。然后，经过一段时间内，你的疼痛会逐渐消失，在你的生活中占用的空间也会越来越小，"谢赫特医生说，"我们对孩子的慢性疼痛非常乐观，因为他们的神经系统非常有可塑性。"尽管一些儿童可能在治疗后数月内会有 CRPS 发作或复发，但 80%~90% 的儿童完全康复[11]。

治疗 CRPS，药物有效吗

医生为儿童开具的大量抗慢性疼痛的药物都尚未获得美国食品药品管理局批准用于该特殊疾病或年龄组。这被称为超说明书用药，在医学界很常见。特别是在儿科疼痛领域，造成该情况的原因有两个：很少有包括儿童的药学研究，因此在寻求选择时，医生往往转向仅在成人中进行过试验的药物；而在实践中，医生们经常看到，一种药物被证明对其他疾病有效，而不是用于治疗。

对于 CRPS 儿童，在寻求缓解时，医生通常为其处方一系列缓解疼痛的药物，如非甾体抗炎药、抗癫痫药物和阿片类药物。但根据泰勒的经验，这些药物通常对治疗这种类型的疼痛不太有效。虽然抗惊厥药物如加巴喷丁等可缓解某些儿童的疼痛，抗抑郁药也可缓解某些疼痛，但关于这些药物治疗儿童疼痛的安全性或有效性数据很少。这些药物也可能会有情绪改变的不良反应，就像它们对泰勒的不良反应一样。人们也普遍认为阿片类药物不是治疗这类疼痛的长久之计。虽然他们可能会让患有慢性疼痛的青少年不那么焦虑，但并不一定能减轻疼痛。"需要太多的阿片类药物才能使人感到舒适，"克兰医生解释道，"而你最终会有更多的情绪变化。"当然，阿片类药物也具有高度成瘾性。由于所有这些原因，如果你考虑为你的孩子使用镇痛药，与儿科疼痛治疗医生密切合作以制订个体化治疗方法至关重要。

CRPS 和未来的希望

我们对儿童 CRPS 的了解越多，我们就越有可能预防其变得严重，或者说从一开始就不会发生。例如，我们知道，如果一个孩子在相对较小的损伤似乎已愈合后其疼痛仍持续存在，那么认真对待这种疼痛非常关键。父母和临床医生越早处理好这个问题，就越容易防止它滚雪球般地发展成更大的问题。我们还知道，尽可能减少打石膏或穿靴子的时间，帮助青少年应对压力，鼓励孩子在受伤后继续上学和从事业余爱好都是减轻疼痛和减少对疼痛恐惧的方法。父母和临床医生越多地意识到这些策略并采取行动，孤立性损伤仅仅是孤立性损伤的可能性就越大，而不是成为慢性疼痛病情发展的触发因素。

青少年发病的纤维肌痛

当莎伦·沃德罗普回想她早年在底特律郊区长大的经历时。她怀疑纤维肌痛的症状从小学就开始了，尽管当时医生并没有给她贴上这样的标签。"我记得我的膝盖、胸部和背部间歇性地感到剧痛，我感到疲倦，"现年快40岁的莎伦说，"这并不是一般膝盖上的肿痛，这让我很害怕。但儿科医生总是告诉我们这是生长痛。"

莎伦说，疼痛时隐时现，因此并没有影响她的童年，但当疼痛突然发作时，她会感到剧烈的疼痛和整个肌肉的深部疼痛，并持续数小时。她说："我记得它是不知从何处冒出来的（因为我没有受伤），在晚上会变得更严重。我不知道白天我是否有更多的意志力，还是到了晚上我已经筋疲力尽，当时没有能力处理，但我记得我的母亲会在睡前安慰我。"为了减轻莎伦的疼痛，她的母亲会给莎伦按摩背部，对她的身体进行热敷，并偶尔给她服用泰诺，但这是她们仅有的策略，而且效果并不很好。

莎伦和她的母亲相信儿科医生告诉他们的，这些只是"生长痛"，她必须克服这些疼痛。所以当疼痛出现时莎伦就会这样做，她在白天尽可能地保持冷静（她没有缺课），但是在夜间，疼痛就会笼罩着她的身体。

15岁时，莎伦开始经历极其痛苦的月经期。她说："我觉得我体内有一个球在放射疼痛，但在我的大部分时间里（十几岁时），医生都没有怀疑出什么问题。他们告诉我，所有的女性都有这种艰难时期，我应该坚强起来。"但是，当莎伦在韦恩州立大学（Wayne State University）上学时，她发现自己在一周的几天里卧床不起，她知道事情不对劲。莎伦回忆道："在大学期间，我经历了一段痛苦的时期，我想找一位能够提供帮助的医生，并预约医生对我的私处进行检查。我感觉很脆弱，因为医生们不相信我，这让整个过程变得更加困难。"

最终，一名妇产科医生进行了超声检查，发现她的子宫外有一个巨大的囊肿，并诊断莎伦患有子宫内膜异位症。当通常内衬在子宫内部的组织（子宫内膜）在子宫外生长时，会引起剧烈疼痛，尤其是在月经期。子宫内膜异位症常见于有纤维肌痛的女性。

莎伦的囊肿被切除，她的子宫内膜异位症用激素治疗后，疼痛减轻了。她获得了公共关系专业的学位，在该领域找到了一份工作，她甚至还经常骑自行车、去健身房、滑旱冰，尽管疼痛一直存在。"就在我 24 岁之前的冬天,我得了严重的支气管炎,一直没有好转,这种情况会持续数周。与此同时,我的身体开始感到更加疼痛。我记得当时在上班时,我在衬衫夹克衫的下面寻找瘀青,因为疼得很厉害,我想肯定有瘀青或擦伤。"莎伦说。

没有可见的瘀青。但是莎伦开始更清楚地看到她的问题,有一天,她去做一个按摩,寻求缓解,按摩治疗师说她可能患有纤维肌痛。当时莎伦甚至不知道那是什么,但她进行了调查,很快找到了一位风湿病学家。在那次约诊时,她第一次被正确地诊断为纤维肌痛。这种自身免疫性疾病的特点是广泛的肌肉骨骼疼痛伴随疲劳和情绪问题,可能已经持续多年,掩盖了莎伦所有的疼痛,而她自己却不知道。

不幸的是,该诊断并未缓解疼痛。相反,这位风湿病学家告诉莎伦,她必须学会忍受纤维肌痛,甚至不需要交谈。他告诉我停止运动并开始休息,然后他把关节炎基金会的宣传册扔给我,给我开了抗抑郁药的处方,然后离开了房间。这就仿佛在说:"欢迎来到纤维肌痛。"

由于没有任何有关该疾病的真实解释或对其治疗的支持,莎伦不了解抗抑郁药的原理,因此她未服用这些药物。但她确实遵照医生建议停止锻炼。不到 1 个月,她就卧床不起了。"我睡不着,也不能走路,"她说,"我甚至从卧室走到卫生间都需要躺下打个盹,这就是我的疲劳程度。"她的症状已演变为全面的纤维肌痛爆发。

莎伦不得不休 3 个月的假。她不知道发生了什么事。她几乎不知道她一直在做的运动实际上帮助了她保持了强壮的身体，也不知道医生给她开的抗抑郁药会帮助她入睡。然而，莎伦的妈妈为了帮助她的女儿，联系了关节炎基金会（当时为数不多的风湿病资源之一），了解到当地有一个针对关节炎患者的水上有氧课程。水的浮力使疼痛患者运动时关节承受的压力更小。

"我差点没来上课，课程在一家酒店的泳池里，我必须穿过整个大厅才能到达更衣室，这超出了我当时的承受能力。我只是太痛苦了，坐在酒店里我哭了，"莎伦回忆起第一天上有氧运动课的情景，"当我最终到达泳池时，教练问我怎么了，我告诉了她我的疼痛，她告诉我她也有纤维肌痛。"不过，她并没有哭弯了腰。她在泳池里蹦蹦跳跳，像给了我一线希望。"那是改变人生的时刻，"莎伦回忆道，"她真的帮助我重新站了起来，让我知道，即使有纤维肌痛，我也可以有自己的生活。"

在一瞥美好未来之后，莎伦把康复作为她的全职工作。她每周至少有 4 天去接受物理治疗或水中有氧运动——尽管那几天她只能参加其中一项活动，这是她唯一能做的事情。那天剩下的时间她都卧床休息。二十五六岁的莎伦觉得自己好像过着比自己年长几十岁人的生活，这令人沮丧和恐惧。但她还是坚持了下来。"这是为了生存，"她说，"我知道我需要继续下去，找到我感兴趣的东西，或者是能给我带来快乐的东西，否则我就无法继续。"

莎伦去看了另外一位风湿病学家，与她一起寻找合适的药物。首先，她尝试了肌肉松弛药，但这使她产生幻觉和梦游，因此她停用了这些药物。最终，抗抑郁药改善了她的睡眠。尽管如此，她还是感到害怕，在挣扎中感到孤独，因此她试图去参加一个由关节炎基金会组织的互助小组。但她无法与那里的人产生共鸣："我是迄今为止房间里最年轻的人，在场的大多数人都有助行器和轮椅。我离开的时候的情绪会比我来的时候更加沮丧。"

莎伦到全国各地寻求帮助。她在俄勒冈州参加了一个科学会议，来自世界各地的研究人员在会上谈论他们在纤维肌痛方面的工作。当我找到真正了解这种疾病的人时，我终于开始将他们的指导应用到我的治疗中。然后，她通过关节炎基金会培训成为纤维肌痛的领导者，尽她所能填补当时纤维肌痛患者的信息空白。她说："这么多年来，医生一直无视我的症状，对此我非常生气，我想做点什么来教育和支持其他人。"

1997 年，莎伦在沃伦市成立了圣约翰医院纤维肌痛支持和教育小组，到 2003 年，该小组发展成为密歇根纤维肌痛协会，她在那里每月举行会议。在她的第一次会议上，70 名纤维肌痛患者出席了会议。"人们哭着走到我面前，感谢我创建了这个小组。"莎伦说。那时，只有几本关于纤维肌痛的书，互联网也刚刚发展起来。人们迫切需要这些信息。

如今，作为一名经过认证的生活方式医学健康和健康教练，莎伦作为创始人和总裁继续经营着纤维肌痛集团。她结了婚并有了两个十几岁的孩子，生活繁忙，纤维肌痛控制良好。她服用抗抑郁药来帮助睡眠，注意自己的饮食，每周锻炼 6 天。"这不是一个选择。就像刷牙一样，"她说，"我必须这么做。"通过多年的试错，她学会了采用综合药物、物理治疗、职业疗法、心理干预、运动和营养的多学科方法治疗纤维肌痛。

回顾她的童年，莎伦不由自主地想象，如果她的医生当初了解她疼痛的原因并认真对待，情况会怎样。如果她的"生长痛"曾准确诊断为青少年型纤维肌痛，当她还是个孩子时就得到适当的治疗，她的疾病可能不会发展到现在这样。"如果最初有人向我解释如何治疗我的纤维肌痛，我真的不会像现在这样紧张。"莎伦说。但她的经历更激励她去帮助别人。她说："我们仍然看到，确诊纤维肌痛平均需要 5 年时间，如果我们能更早地确诊，残疾程度会更低。我真的希望人们能有一个更好的开始。"

诊断标准还不够明确

虽然自从莎伦还是个孩子以来，研究者对青少年型纤维肌痛的认识在 30 多年里有了长足的发展，但对其起源、进展和治疗仍有许多需要探索的地方。临床医生甚至还在争论儿童是否应被贴上纤维肌痛的标签。辛辛那提儿童医院医学中心儿科和临床麻醉学教授、行为医学和临床心理学研究主任卡西卡·祖克说："纤维肌痛在成人中已得到很好的认识，但在儿童中尚未得到很好的认识，这不是因为这种疾病在儿科临床中尚未见到。""慢性、广泛的肌肉骨骼疼痛在专门的疼痛中心和风湿科门诊，以及其他一些科室都是相当常见的主诉，"她补充说，"但是多年来，医生不愿意将纤维肌痛归类给儿童，因为对此知之甚少，或者医生认为儿童可能会随着生长症状消失，他们甚至会认为诊断标签可能包含了某种类型的污名。"

卡西卡·祖克医生进行了大量工作以提高人们对儿童纤维肌痛的认识，因为她知道，这种历史上的对其认识的滞后意味着家庭通常会从这个医生跑到那个医生去寻找答案，而数月或数年不会得到适当的诊断或治疗。"对于纤维肌痛，患者主诉疼痛，"她解释说，"但是通常没有明显的炎症体征，也没有血液测试或医生可以识别的生物标志物。"纤维肌痛儿童除了肌肉骨骼疼痛外，还可能有各种疼痛（范围从头痛到胃痛），他们通常会去看儿科医生、神经科医生或胃肠科医生，最终被转诊到疼痛诊所或风湿科医生那里。"在所有类型的疼痛中，"她说，"纤维肌痛特别复杂，致残程度最高。"

在她职业生涯的早期，卡西卡·祖克医生觉得必须关注青少年纤维肌痛，因为她认为这是一种"孤儿诊断"。患有这种疾病的儿童（通常是青春期女孩）被医生打发走，他们的剧痛得不到充分的治疗。显然这一领域需要进行更多的研究，因此，当她在20 世纪 90 年代末开始专攻这一领域时，她接受了挑战。

通过像卡西卡·祖克医生这样的研究，以及像莎伦这样的患者倡导者的工作，我们现在知道，青少年纤维肌痛是真实存在的，有纤维肌痛的人和无纤维肌痛的人之间存在潜在的生理差异。我们也知道，这种疾病往往会伴随儿童一直到成年[12]。但这项研究正产生积极的影响。"在过去的 20 年里，我们取得了巨大的进步。"卡西卡·祖克医生说。随着医生对该疾病的研究，他们在不断地改进治疗方案。

是什么引发了纤维肌痛

没有大量的研究表明什么可能触发儿童纤维肌痛，但卡西卡·祖克医生在其数十年的研究中发现纤维肌痛的症状通常始于感染（如严重流感或胃病），这些感染会影响免疫系统。例如，莎伦的纤维肌痛似乎是在一次严重支气管炎发作后发生的。在这些情况下，免疫系统反应会发生紊乱，并改变神经系统的功能。也就是说，纤维肌痛也可能从身体某个部位的疼痛悄然开始，然后不知不觉地扩散，并伴有疲乏和睡眠问题。但是由于大多数纤维肌痛的研究都是在患有这种疾病几十年的成人身上进行的，我们对儿童的生物学和发病原因仍知之甚少。

此外，与 CRPS 一样，青少年纤维肌痛的病因也很复杂，科学家认为该病受外周和中枢神经系统因素、基因表达变化和免疫因素的影响，但正如卡西卡·祖克医生所说："相关研究仍处于初级阶段，疼痛研究领域花了很长时间才认识到，儿童的慢性疼痛是一个我们需要关注的问题，疼痛不一定随着儿童长大能自愈。所以，我们现在要更深入地研究为什么这种情况会发生在这么小的年龄。为什么女孩比男孩更容易发生？例如，激素影响了些什么？这些研究才刚刚开始的。"

治疗纤维肌痛带来的恐慌

患有纤维肌痛是一种难以察觉却包罗万象的疾病，患这种疾病的青少年，经常感到焦虑、抑郁和孤独。当疾病的痛苦使他们无法参加学校或其他正常的青少年活动时（通常如此），他们会感到更加孤立和沮丧。但我们有理由抱有希望。研究表明，结合认知行为疗法、运动、物理疗法和药物治疗可以减轻疼痛和抑郁，并帮助孩子们恢复日常生活活动[13]。

然而，与 CRPS 一样，对于许多患有纤维肌痛的儿童来说，对疼痛的恐惧仍然会在情感和身体上造成损害。卡西卡·祖克医生说："我注意到，即使青少年开始参加一些社会和学术活动，他们仍然完全不参加体育活动，因为锻炼对他们来说是非常非常可怕的事情。即使在看到他们的疼痛水平显著改善后，每次他们开始运动或做一些剧烈的事情时，他们都会抱怨他们的身体会更疼。"

为了解决运动带来的恐惧和疼痛问题，祖克决定研究这一现象。她发现，患有纤维肌痛的儿童在经过多年的体力活动后，实际上学会了适应不良的运动方式。她的研究揭示了当孩子们每次走路、跑步或仅仅是下床时感到剧烈疼痛时会发生什么。一段时间后，他们学会了保护自己的方法，为了防止疼痛，他们改变了他们在世界上行走的生物力学，并最终产生了其他问题。卡西卡·祖克医生解释说："如果你观察一个长期患有肌肉骨骼疼痛的年轻人，你会发现他们的步态、姿势、平衡和对运动的信心都发生了变化，因为他们在保护自己，他们试图不伤害自己。不幸的是，你移动身体的方式与受伤和疼痛有很大关系。因此，对健康运动的恐惧和回避会使残疾运动模式持续存在，从而增加对疼痛的易感性[14]。"

"所以医生说，'好吧，你真的需要进行物理治疗，你需要定期锻炼'，"祖克医生指出，"但当青少年将运动与疼痛加剧联系在一起时，你如何告诉他们要运动？"她认为，这个问题的答案可以在运动医学中找到，运动医学领域专家经常帮助运动员预防受伤。当我看到他们在做什么时，我觉得它在慢性肌肉骨骼疼痛中的应用很有意义。因为运动医学医生和教练所做的是教他们的运动员如何移动他们的身体，本质上，不伤害他们自己，这样他们就可以达到巅峰状态。想象一下，如果你用改变的生物力学来移动你的身体，不管你运动量多少，一旦你开始移动你的身体，你就会以一种容易受伤的方式移动它，它会疼。

这个简单而又具有启示性的想法让卡西卡·祖克医生在为患有纤维肌痛的儿童简单地开运动处方之前先退一步。她没有告诉孩子们"从小开始"，每天在跑步机上走 5 分钟，她意识到她需要先帮助他们重新训练他们的身体活动。就像神经系统在恢复过程中需要再训练一样，肌肉骨骼系统也是如此。

自那以后，卡西卡·祖克医生开始了一项名为 FIT Teens（纤维肌痛综合训练的缩写）的神经肌肉训练计划。目前，这项研究仍在试点阶段，涉及美国和加拿大的七个地区。研究人员在三维运动实验室中使用计算机进行复杂的生物力学分析（祖克医生说这是一种 Pixar 技术），在青少年的关节上放置反向反射标记，并在开始任何治疗之前跟踪他们的运动。"有 36 个不同的标记，周围有 10 个摄像头，我们让它们做不同的任务，如行走、跳跃和平衡，同时进行完整的三维运动捕捉分析。"她解释说[15]。

参加 FITTeens 治疗项目的孩子坚持每周 2 次为期 8 周的专门训练，帮助他们安全移动，同时改善他们的力量、姿势和平衡。卡西卡·祖克医生补充道："他们还学习了应对疼痛和运动恐惧的技能。"项目完成后，这些青少年的生物力学再次用三维动作捕捉系统测量，以观察他们的进步情况。

到目前为止，研究结果非常有希望，研究人员发现，在完成该项目后，孩子们的动作模式和姿势有了明显的改善。卡西卡·祖克医生报告说："他们以更大的速度和力量移动，但以正确的方式移动，这样它们就不会在身体的不同关节上施加不均匀的力，以防止疼痛爆发。"

该项目也有其他重要获益。它教会孩子们如何区分纤维肌痛和正常的运动诱发的肌肉酸痛。孩子们有机会和其他青少年一起工作。在很多情况下，这是他们第一次遇到另一个遭受慢性疼痛的青少年。孩子们互相学习（除了训练师），互相支持，这有助于他们保持动力和参与[16]。

卡西卡·祖克医生的下一个目标是评估这些治疗是否能够改变神经通路。她希望开始一项研究，在治疗前后使用神经成像来观察中枢神经系统和疼痛网络是否发生变化。因为我们看到了力量的变化，我们看到了情绪方面的变化，以及整个大脑感知疼痛的方式。她解释道："我们的假设是，这种非药物治疗实际上会产生生物效应。"

药物能治疗青少年纤维肌痛吗

目前，尚没有药物获美国食品药品管理局批准专门用于儿童的青少年纤维肌痛。有 3 种药物已获批用于治疗成人纤维肌痛。普瑞巴林是通用药，用于治疗神经疼痛和癫痫。度洛西汀是一种抗抑郁药，被称为选择性 5- 羟色胺和去甲肾上腺素再摄取抑制药（SSNRI），可用于治疗焦虑、神经病变和慢性肌肉或骨痛。米那普仑属于一类被称为 5- 羟色胺和去甲肾上腺素再摄取抑制药（SNRI）的抗抑郁药，用于治疗纤维肌痛。虽然在纤维肌痛儿童中测试这些药物的研究正在进行，但结果尚未公布。

医生有时会在密切监督下为儿童开具这些药物，但存在严重的不良反应。例如，其中许多药物往往会增加嗜睡，从而影响学习，其中一些药物可能增加自杀意念的风险。因此，医生和家长在给孩子尝试这些药物时都非常谨慎。大多数情况下，医生会给孩子开 3 种小剂量的药物，有时联合用药，以帮助改善情绪和睡眠困难：阿米替林，一种治疗焦虑、抑郁和疼痛的抗抑郁药；环苯扎林，一种肌肉松弛药；以及抗抑郁药，如 SNRI 或 SSRI（选择性 5- 羟色胺再摄取抑制药）。在一些儿童中，口服避孕药也有助于缓解严重的痛经。非甾体抗炎药（NSAID）和阿片类药物对缓解纤维肌痛症状通常无效。

未来可期

就目前的情况而言，约 50% 的纤维肌痛青少年长大成人后会有完全的纤维肌痛，而且几乎所有纤维肌痛青少年在成年后继续经历至少一种纤维肌痛的主要症状：广泛疼痛、睡眠障碍和疲劳[17]。但我们有理由相信，我们可以改变这些结果。研究人员和医生开始更多地关注儿童时期这种疾病。卡西卡·祖克医生说："我认为人们正在意识到，如果你能够及早发现这些疼痛症状，并对其进行有效治疗，你就可以避免成年后慢性疼痛的巨大问题。"儿童的神经系统仍在发育中，可塑性很强，不像成人神经系统已经定型，因此有可能对儿童时期的疼痛通路产生重大影响。对于青少年纤维肌痛，认知行为疗法和神经肌肉训练等早期干预措施也可能给青少年带来更少疼痛的未来。卡西卡·祖克医生承认："我们可能无法使疼痛归零，但我们可以将其最小化，使孩子们基本上可以继续他们的日常活动，上大学，谈恋爱，生孩子，过相对正常的生活。"

正是这种希望让卡西卡·祖克医生和其他儿科疼痛研究人员坚持下去。"我们看到孩子们好转，看到他们的家庭回到正轨，"她说，"我对我们的未来非常乐观。"

第 10 章

不仅仅是药物

减轻儿童痛苦的多学科综合治疗

对父母来说，没有什么比看到他们的孩子痛苦更让他们揪心的了，尤其是当他们看不到一条清晰的缓解疼痛之路。正如我们已经讨论的，儿童慢性疼痛是复杂的，关于如何处理它的误解是很多的。虽然存在有效的跨学科治疗方法，但了解这些策略的人并不多，也并非所有需要的人都能轻易获取。通常情况下，在复杂的医疗系统中，家庭往往要挣扎数月甚至数年。患有慢性疼痛的孩子往往在找到综合性儿科疼痛中心之前（如果他们真的去的话），会去看多个科室的多名临床医生。研究表明，孩子们在找到合适的治疗上等待的时间越长，他们就越容易感到焦虑和沮丧[1]。

幸运的是，儿科疼痛中心的数量在全国范围内和国际范围内不断增加。目前全球大约有 83 家这样的中心，其中包括北美约50 家的儿科疼痛中心[2]。通常由医生、心理学家（如安娜）和理疗师形成一个组合，共同努力帮助管理儿童疼痛。根据孩子的需要，他们可以参加住院护理、重症门诊护理或定期就诊等项目。虽然目前还没有足够的儿科疼痛中心无法满足美国 300 万～500万患有慢性疼痛的儿童的需求，但在这些项目中工作的专业人士尽最大努力让儿科医生了解这些项目的存在，以及他们如何减少儿童的痛苦，改善他们的情绪，让他们重返学校，帮助他们过上充实的生活[3]。儿科医务工作者向家庭推荐这些计划的次数越多，就会有越多的儿童受益。

此外，近年来，临床医生们一直在协同努力，通过在线或远程医疗提供一些疼痛治疗，以扩大他们的服务范围。当

痛在你身：如何面对孩子的身心疼痛

COVID-19 大流行使许多人无法亲自就诊时，这一策略变得尤为关键，因为这些在线治疗的结果是很有希望的。最近一项由儿科心理学家林恩·沃克领导的研究聚焦于患有功能性腹痛的儿童，并揭示通过进行疼痛教育或认知行为治疗（CBT）可以缓解儿童症状。此外，虽然选择在线治疗的费用更高，对于被归类为"高度疼痛功能障碍"的儿童亚组，与健康教练进行个人互动更为有效，其他两个亚组的儿童（那些经历严重疼痛但适应性反应更强的儿童和那些经历较轻疼痛的儿童）同样受益于在线疼痛教育[4]。沃克医生说："重要的是，没有能力或财力进行 CBT 的父母不应该绝望，其他选择可能同样有益。无论家庭是亲自去疼痛中心还是远程使用在线服务，都可以帮助他们改变生活。"

寻找正确的治疗

来自缅因州的菲奥娜说："去波士顿儿童医院的疼痛门诊是我们作出的最好选择。"她在 13 岁时被转诊到该中心。当时她已经忍受了由莱姆病和一系列脑震荡共同引起的长达 3 年的慢性关节疼痛和剧烈头痛。在此期间，她也问诊过自己的儿科医生、骨科医生、神经学家、莱姆病专家和职业治疗师。这些医生中没有一个人能找到帮助她的方法或药物。在她五年级到八年级期间，菲奥娜忍受了不同程度的疼痛，这经常使她无法上学。当菲奥娜以八年级学生的身份来到波士顿儿童医院时，她已经有一个多月没有上学和参加足球训练了，并且由于她对光线、声音和电子屏幕极度敏感，她大部分时间都是独自待在黑暗的床上。"从情感上讲，我很沮丧，因为我不能上学，我确实很喜欢上学，也不能和朋友在一起，"菲奥娜回忆到，"当时很孤独，我真的不太清楚当时的情况。"但是，在她开始与波士顿儿童疼痛小组合作后，她的观念和治疗结果最终发生了变化，波士顿儿童疼痛小组的临床医生知道如何治疗她的疼痛，并可以教她如何管理。

向前一步：跨学科疼痛管理

在前几章中已经提到了包括各种医学和心理学专业的跨学科疼痛管理。慢性疼痛实际上看起来像什么？在安娜供职的俄勒冈州健康与科学大学儿科疼痛管理诊所的临床团队经常向家庭解释慢性疼痛就像4个轮胎都在漏气一样，为了让孩子们重新活动，他们需要弄清楚如何填满每个胎。根据孩子的病情，填充一个胎的最佳方法可能是给予药物治疗，而第二种可能需要认知行为治疗，第三种可能需要物理治疗或其他类型的运动，而第四种可能需要不同的非药物治疗方法，如针灸、改善营养、与朋友一起重返社交活动或调整孩子的睡眠时间表。每个儿童的治疗方法都是不同的，并且是多方面的，这就是为什么有一个疼痛治疗专家团队往往最有效的原因。

　　大多数正规的儿科疼痛治疗项目至少包括三个核心学科，这样儿童就可以与物理治疗师、疼痛心理学家和医生（通常是儿科麻醉师、康复医生或接受过高级疼痛管理培训或具有相关经验的儿科医生）合作。通常，治疗项目还包括执业护士或职业治疗师，有时他们会提供更多的服务，如针灸、生物反馈、按摩、营养指导和家长支持小组。

　　与这些团队中各种各样的从业者一样重要的是，他们有着共同的理念和治疗方法。这些团队首先致力于改善那些因疼痛而生活脱轨的孩子的功能。正如菲奥娜的故事所示，当大多数家庭来到疼痛治疗中心时，孩子们通常已经缺课多天，学业落后，被迫退出运动队。有些人与朋友渐行渐远，正面临焦虑或抑郁。令许多家庭感到惊讶的是第一个目标并不是立即减轻所有痛苦——因为在许多情况下，这是不可行的。相反，首要目标是让孩子们恢复功能，并教会他们如何在控制疼痛的同时重返生活。一旦孩子们能做到这一点，疼痛就会得到缓解[5]。

心理教育，父母的第一要务

　　儿科疼痛治疗项目的核心内容之一是教孩子和他们的父母了解疼痛。研究表明，孩子（和成年人）在更多地了解疼痛在身体和大脑中的作用、疼痛如何成为慢性疼痛，以及为什么逐渐恢复活动可以帮助降低敏感神经系统的压力后，他们的功能和症状都会得到改善，并随着时间的推移减轻疼痛[6]。事实上，这是我们在第 1 章中讨论过的领域。

菲奥娜的教育始于她每周与波士顿儿童医院的儿科疼痛心理学家蕾切尔·科克利会面。科克利是哈佛医学院的副教授，也是疼痛医学临床创新和拓展部的主任。"我对慢性疼痛了解不多，"菲奥娜说，"蕾切尔教我如何处理疼痛，并以一种不需要药物帮助的方式来解决它。"

科克利医生还证实了菲奥娜的疼痛是真实的，尽管心理问题不是她疼痛的原因，但她可以使用心理工具来缓解疼痛。科克利医生说："我们帮助家庭了解到是有真正有效的循证心理策略来治疗长期慢性疼痛。这些策略不是镇痛的创可贴，也不是暂时的补救措施。在你的药物起效之前，这些策略是不需要做的。它们是很好的干预措施，可以真正帮助减轻各种疾病的疼痛并改善功能，但在疼痛中心之外的地方，它们经常被忽视。"

这些心理策略通常包括三种循证治疗方式：解决焦虑和失眠的认知行为治疗；生理自我调节治疗，如自我催眠、引导意象、正念减压和生物反馈（所有这些都能训练大脑对身体的生理功能作出反应）；以及家长辅导。在许多研究中，这种单独的心理治疗已经被证明可以改善儿童的慢性疼痛，尤其是当父母参与实施这些治疗时[7]。但在跨学科疼痛门诊，这种策略通常与物理治疗、职业性治疗和药物（根据需要）相结合。针对每个家庭的具体情况，专门制订一项综合计划[8]。

"个性化疼痛"计划

建立一个完整的疼痛治疗团队来支持一个家庭部分好处在于，治疗的各组成部分可以由团队中不同的专业人员在不同的时间提供，具体取决于什么对于孩子和父母才是最有效的方法。例如，一个患有慢性背痛和睡眠问题的少年可能会接受疼痛心理学家的认知行为治疗，他可能会和运动理疗师一起练习运动，以减少对疼痛的恐惧。团队护师可能会通过电话与家人联系，调整用药剂量的时间以改善睡眠，并帮助家人在其社区找到瑜伽课程或留心在学校的正念减压课程。如果药物有麻烦的不良反应或出现其他问题，家人也可以与儿科麻醉师确认。

在整个治疗过程中，团队可以与父母和孩子协商，继续制订不同的选择，并完善个性化的计划。当情况发生变化且计划需要调整时，团队可继续提供建议。

还有一些项目将心理疗法的特定方面与物理疗法的特定方面结合，以针对儿童慢性疼痛的亚组群体。例如，儿科疼痛心理学家、斯坦福大学副教授劳拉·西蒙斯开发了一个名为"GETLiving"的项目，旨在治疗与疼痛相关的高度恐惧的儿童。该项目（可作为撰写本报告时临床试验的一部分）将逐渐暴露于恐惧运动的行为与物理治疗结合起来[9]。

这种疼痛项目不仅有效，而且越来越多的证据表明，它们对患者和医疗系统是具有成本效益的。研究人员发现，当儿童通过跨学科慢性疼痛门诊进行治疗时，患者的护理费用会大幅下降[10]。更少的急诊就诊次数、更少的昂贵的专科会诊、更少的整体就诊次数，使得总成本更低。

设置对药物的预期

如果父母刚刚开始为孩子的疼痛寻求治疗，他们应该了解哪些药物知识？首先，重要的是要记住，通常没有什么灵丹妙药能够缓解慢性疼痛。尽管快速治疗很有吸引力，但最好只将药物作为解决慢性疼痛的多方面计划的一部分来实施[11]。其次，请注意，通常用于治疗急性疼痛的药物对治疗慢性疼痛不太有效（谨记，急性疼痛和慢性疼痛通常不会对相同的模式产生反应）。通常用于急性疼痛的药物包括非处方药镇痛药（如泰诺，一种对乙酰氨基酚品牌）、非甾体类抗炎药（如 Advil，一种布洛芬品牌）和处方阿片类药物（也称为麻醉药），它们附着于中枢神经系统和大脑中的受体上并阻断疼痛信号。

关于阿片类药物的注意事项：正如我们在第 5 章中讨论的那样，这些有争议的处方药在治疗儿童某些情况下的急性疼痛方面确实有重要作用。例如，阿片类药物可以有效且必要用于缓解儿童的术后疼痛。它们可以减轻患有已知疼痛刺激是疾病（如癌症和镰状细胞性贫血）一部分的儿童的疼痛发作[12]。但阿片类药物通常不推荐用于治疗儿童的原发性疼痛障碍（如头痛或胃痛）。为什么？首先，阿片类药物在这些情况中并不十分有效。此外，阿片类药物具有严重的不良反应（包括恶心、便秘、呼吸问题和认知损害），在慢性疼痛的情况下，这些不良反应往往不会超过其获益。事实上，许多患有慢性疼痛的成年人都发现阿片类药物无法耐受[13]。当然，如果在没有专业医生监督的情况下使用，阿片类药物也有误用、成瘾和危及生命的过量风险[14]。

虽然误用和成瘾的危险已被高度公开化，但如果你的孩子需要阿片类药物，仍有一些方法可以降低这种风险[15]。华盛顿大学医学院疼痛医学副教授、西雅图儿童医院麻醉科主治医师詹妮弗·拉比特强调，家长必须与医生合作，对孩子可能需要服用阿片类药物的时间设定预期，做好戒掉阿片类药物的准备，并学会如何处理它们。至关重要的是，治疗结束后，剩余的剂量不能因为娱乐或意外（如家中的幼儿发现了这些药片）而被误用。"不幸的是，有时儿童在没有先尝试非阿片类镇痛药的情况下被开具了羟考酮处方，并且他们没有被告知多久服用1次，如何逐渐减量，以及如何处理剩余的药片。"拉比特医生说。如果孩子有阿片类药物误用的风险因素（如个人有阿片类药物的成瘾史），这可能特别成问题。

因此，我们要明智地使用阿片类药物，并遵循这些指南。

- 不要与任何其他家庭成员分享阿片类药物。
- 仔细监督你孩子的使用情况。
- 保管好药片，使所有年龄的儿童都无法获得。

- 与开处方的医生确认出现的任何不良反应。
- 请咨询开处方的医生，如果你的孩子使用本品超过数天，何时以及如何停止用药。
- 请勿保留剩余的药片供以后使用。
- 遵循标签上的说明或你的医生或药剂师的说明丢弃未使用的药片。根据药物的不同，你可能被指示不要把药片从厕所中冲走，而是将其与咖啡渣、污物或猫砂混合，并将其放入垃圾桶中。

慢性疼痛药物管理建议

医生确实倾向于开具一些药物来帮助儿童控制常见的慢性疼痛症状，包括抗抑郁药（如度洛西汀）、抗癫痫发作药物（如加巴喷丁）和神经疼痛药物（如普瑞巴林）。尽管作用方式不同，所有这些药物都被认为是针对过度敏感的神经系统。医生也可以给儿童开肌肉松弛药（如地西泮）或局部抗炎乳膏或贴剂（如利多卡因），以短期使用。还有许多其他的药物需要考虑，但是所有药物均有不良反应风险。任何为孩子的慢性疼痛寻求药物治疗的人应该了解，在处方医疗保健提供者的护理下，往往需要反复试验才能获得最大获益和最小不利的处方。

此外，如第9章所述，请记住，许多用于治疗慢性疼痛的药物尚未获得美国食品药品管理局的明确批准可用于儿童。由于药物批准所需的临床试验很少包括儿童，因此儿科医生在对这些药物作出决定时，应根据他们的最佳判断来开具处方。在最佳情况下，医生和父母，以及其他儿童疼痛管理团队密切合作，审查药物的选择，讨论每种药物的利弊，并在整个治疗过程中仔细监测儿童。

在某些情况下，儿童疼痛治疗小组也可能会将患者家庭推荐给自然疗法专家或注册营养师，他们可能会加入营养补充剂、益生菌、草药、香薰疗法或大麻二酚（通常简称为 CBD，是一种来自植物大麻的化合物，不具有心理作用）。虽然关于这些选择对儿童影响的研究较少，但理想情况下，疼痛小组将评价任何方式的获益和风险，作为儿童整体护理的一部分。

倾听孩子的意义

虽然每个治疗疼痛的计划都不一样，但它们都有一个共同点，那就是工作人员致力于真正倾听他们看到的家庭的意见。通常情况下，当患者找到去儿科疼痛中心的路时，他们已经用尽了几乎所有其他的选择。孩子们通常被不止一次地告知，他们要么在假装疼痛，要么就是对他们无能为力。在疼痛诊所里，家属总是希望能有人倾听。

这就是麦迪和她的家人的遭遇，他们住在加拿大的渥太华。麦迪的肩膀出现了一种不寻常且极度痛苦的问题。从她 14 岁时开始，上臂骨的圆形部分反复脱臼。麦迪的母亲琼回忆说，为了做复位，一家人每周要去急诊 3 次。她指出，麦迪的家庭儿科医生无法提供专业的护理。"这样的情况持续了好几个月，当我们到达医院的时候，医生们会因为我们出现在急诊而感到诧异，"琼说，"他们一看到我们是急诊部的常客，而且我们把她带到急诊室治疗的是同样的问题时，他们就会摊手告诉我们，这不是紧急情况，都是她的幻觉。"

但问题依然存在，疼痛只会越来越严重。事实上，它扩散到了她的另一侧肩膀、颈部以及她的大部分关节，最后扩散到她的全身。她开始出现胃痛、头痛、呼吸困难和发热的症状。这名原本很随和的少女被迫停止上学，并在床上度过了所有时间。

麦迪就诊的矫形外科医生没有提供任何可行的解决方案，她的家人变得绝望。"我们无法理解为什么没有人愿意帮助她。"琼说。大约 6 个月后，在一次急诊就诊中，那里的医生决定对麦迪的肩膀进行急诊手术，但这导致了更剧烈的疼痛。她做完手术回家的那天，她痛得难以忍受。"我们从来没有见过那样的疼痛，这太可怕了，我们都快发疯了，以至于我们不得不把她送回医院，"琼回忆道，"她痛苦地尖叫，抽搐，发烧，满身大汗，最后医生们让她住院一周，但仍然很多人对她的疼痛表示怀疑。"

在那次可怕的事件发生后，这家人被转到多伦多的儿童医院，那里的医生们诊断出了这个问题：麦迪患有埃勒－丹洛斯综合征，这是一种遗传性疾病，会削弱身体的结缔组织，导致关节过度灵活，同时，也会使皮肤变得又薄又脆弱。因此，它会导致极度的肌肉和骨骼疼痛。该综合征的一些变异型还会削弱血管和器官，导致进一步的并发症。

获得诊断是找到解决方案的关键，但是直到麦迪和她的父母去了明尼苏达州罗切斯特市的梅奥医学中心，她才开始感觉到缓解。她参加了一个为期三周的强化门诊项目，该项目重点关注儿科疼痛康复治疗，教会她如何在患病情况下维持自身功能。这个家庭有一个医疗团队帮助他们评估药物选择，并提供心理帮助、物理疗法、职业疗法、生物反馈、娱乐疗法和家长指导。他们了解了睡眠的重要性，找到了精神上的联系，并在学校、家庭、社会生活、爱好和体育活动之间取得了平衡。琼说："我们了解到疼痛总是存在的，但是，你越清楚如何平衡生活，疼痛就会越不剧烈，糟糕日子也就越少，"此外，该项目为家庭和儿童提供了巨大的社区支持，有其他理解慢性疼痛患者生活体验的人帮助非常大。

麦迪现在 21 岁，攻读儿童发育的本科学位，计划成为一名教师。琼感谢麦迪接受的儿科疼痛项目，认为该项目教会麦迪如何在不让疾病成为生活重心的情况下生活。琼说："她把营养和锻炼放在首位，也把与家人、朋友和学校的时间放在首位。该项目还帮助她找回了每天对生活中简单的快乐心存感激的状态。我想在成长过程中变得更像我的女儿！"

父母们，请扮演好支持者

如何帮助父母理解他们在支持孩子方面所扮演的角色，是疼痛治疗项目取得成功的一个重要方面。对许多父母来说，这可能需要一些再培训。例如，在大多数饱受慢性疼痛困扰的家庭中，父母往往将他们全部的精力都集中在减轻孩子的不适上。他们可能会急于照顾孩子，让她待在家里不上学，看她最喜欢的电视节目，让她不做家庭作业、家务或其他义务。这些都是爱孩子的父母出于善意和自然的倾向，因为他们觉得自己在缓解孩子疼痛上无能为力。谁不想给自己苦苦挣扎的孩子一点喘息的机会呢？然而，过度关心的问题在于，它会鼓励孩子沉溺于痛苦之中保持不动，并从正常生活中退缩，使糟糕的情况变得更糟。正如我们所强调的，当父母表现出沉重的压力，过度保护处于痛苦中的孩子时，这会导致孩子的功能恶化[16]。

研究表明，当父母持续关注孩子的疼痛时（例如，反复询问"你还好吗？""这很痛吗？""你今天疼吗？"），孩子往往倾向于抱怨更多的疼痛。相反，当父母注意力从疼痛上转移开，如玩棋盘游戏或谈论周末计划，孩子的不适感会减轻[17]。需要明确的是，这并不意味着父母应该忽视孩子的疼痛。相反，正如我们已经讨论过的，父母能够为处于疼痛的孩子做得最有帮助的事情之一是建立孩子的自信，并向他们发出信号，表明孩子有能力克服障碍。

因此，儿科疼痛项目的心理学家与家长合作，帮助他们调节

痛在你身：如何面对孩子的身心疼痛

自身的压力，尽量减少他们自己所带来的灾难，并教会他们如何支持孩子的学习和使用新的工具，以恢复功能。这对父母和孩子都很有效。举例来说，琼指出，梅奥诊所项目的优势在于它整合了家庭，为他们提供情感支持，并就何时以及如何陪伴孩子提供教育。

波士顿儿童医院的菲奥娜也注意到，她的父母在与疼痛治疗小组相处一段时间后，能够更好地支持她。她说："我的父母过去每5分钟就会问我感觉如何，他们学会了停止这种做法，这给了我在需要时接近他们的空间。我们还学习了如何以一种富有成效的方式相互沟通我的疼痛，以便他们能够理解我的感受，并相信我说的我能做的和不能做的事情。因此，我可以向他们解释，我今晚感觉很好，可以洗盘子，但我不知道我是否可以在明天的学校度过一整天。"

弄清楚什么时候该退缩，什么时候该让你患有慢性的孩子疼痛积极进取是很困难的。关于如何做到这一点，没有一本书讲其中的规则。辛辛那提儿童医院儿科学和临床麻醉学教授卡西卡·祖克说道："我们意识到，父母并不是天生就知道如何处理患有慢性疼痛的孩子。你仍然需要有基本规则，你仍然需要让家庭以一种规范的方式运转，这样整个家庭的活力就不会因为孩子一直处于痛苦之中而完全失去平衡，尽管这种情况很容易发生。"临床医生通常会发现，当父母作为积极的支持角色时，治疗的效果最好。"让我们做坏人吧，"卡西卡·祖克医生建议，"让我们负责训练部分，然后你就做好教练和啦啦队队长。"

蕾切尔·科克利医生也认为，教育父母是至关重要的。她说："有太多证据表明，在所有针对疼痛儿童的干预措施中，当你支持父母时，孩子会变得更好。我认为，通过教学和基于证据的父母培训来增强父母的能力是所有儿科疼痛护理的重要组成部分。"

创新治疗：人人获得有效疼痛管理

在菲奥娜和麦迪的病例中，她们一家人不得不前往另一个州的一家专门的儿科疼痛诊所接受治疗。这种情况并不罕见，因为许多州都没有这种机构。但并非每个人都能去离家很远的诊所。此外，许多家庭还面临其他障碍，如经济困难、医疗保险障碍、从工作中很难抽出时间支持孩子的治疗以及其他家庭需求的相互竞争。前往儿科疼痛诊所可能是需要大量的时间和资源，除此之外，治疗通常还需要长久坚持，必须纳入儿童日常生活。无论出于何种原因，去专业诊所可能都是不可能的[18]。在这些情况下，家庭可以在他们的社区内组建自己的多学科疼痛管理团队。这个过程首先需要儿科医生将患者推荐给当地的医生，如儿科心理学家和物理治疗师，并请他们帮助协调治疗。还有另一种选择：越来越多的疼痛研究人员正在开发远程提供疼痛护理的方法，这样孩子们无论身在何处都可以获得治疗。

其中一项名为"基于网络的青春期疼痛管理"（WebMAP）

痛在你身：如何面对孩子的身心疼痛

的倡议，是针对慢性疼痛儿童及其父母的在线干预。WebMAP 目前可作为智能手机应用程序下载，并提供了一个为期 6 周的认知行为治疗的虚拟程序。家庭通过使用它来了解慢性疼痛，并接受那些可以帮助他们改善情绪、睡眠、放松和功能的工具的培训（所有这些都在家中进行）。除了正念和深呼吸等教学策略外，该项目还让孩子们能够设定个人目标，以增加他们的体力活动，然后追踪他们的进展。研究发现，WebMAP 能有效减轻疼痛和改善功能[19]。

WebMAP 是托尼亚·巴勒莫医生在 2005 年构思出来的，当时她是俄勒冈州波特兰市多尔贝切尔儿童医院儿科疼痛管理诊所的唯一心理学家，现在是安娜的同事。事实上，巴勒莫医生是当时整个俄勒冈州唯一专门从事疼痛治疗的儿童心理学家。她意识到她自己不可能照顾到该地区所有需要帮助的儿童。要求她服务的需求太多以至于患者通常需要等待数月才能预约。有时她了解到，一个家庭最多可开车 6 个小时（单向时间）来进行仅 1 个小时的治疗。

挫折推动了创新。巴勒莫医生说："在看到那些长途跋涉 4~6 小时来就诊的患者后，我非常确定，确保儿童和家庭能够接受循证慢性疼痛心理治疗的唯一方法就是在网上对他们进行治疗。"2006 年，安娜开始在多尔贝切尔儿童医院做博士后研究，而巴勒莫医生是她的导师，并帮助她开发和测试了该新项目的首次初探性研究[20]。安娜和巴勒莫医生看到了这个项目对家庭来说是多么有用，因为他们无须长途跋涉、压力巨大地驾驶车辆即可获得疼痛治疗护理。

现在，巴勒莫医生是华盛顿州西雅图儿童医院的麻醉学和疼痛医学的教授，他一直在持续改进和完善 WebMAP。在 COVID-19 大流行期间，该项目变得更加必要。巴勒莫医生说："在 COVID-19 开始流行的时候，我们制订了一个指南，指导如何将应用程序整合到远程医疗访视中，而当时，现场就诊基本停止了。"

虽然 WebMAP 是儿科疼痛的首批在线干预措施之一，但后来开发了几个额外的项目，为远程管理儿科疼痛提供了些许帮助 [21]。展望未来，越来越多的正在开发中的虚拟程序也显示出前景。这些 VR 系统使用耳机提供视听刺激，有时使用手持式控制器增加物理或触觉刺激，使儿童沉浸在引人入胜的虚拟环境中，如足球场、冰城堡或杂货店。这些程序可用于让儿童在任何地方的都能参与到他们的物理治疗任务中，或者帮助儿童更好地耐受在医院环境中的疼痛或痛苦的过程。例如，研究人员发现，当孩子们参加虚拟足球比赛时，他们更愿意参加力量训练；当 VR 程序为他们提供一个神奇的冰雪世界供他们探索时，他们在烧伤治疗期间感受的疼痛更少。随着远程医疗服务变得越来越主流，所有这些虚拟选择可能很快就会得到更广泛的应用 [22]。

发现"舒适的能力"

还有一个为儿童提供更多效疼痛管理机会的项目，是"舒适能力项目"（comfort ability program），该项目由科克利医生于2011年在波士顿儿童医院创建，目前在美国、加拿大和澳大利亚的大约20家儿童医院进行。该项目的最初原型是由儿童疼痛心理学家举办的为期一天的面对面的研讨会，现在已经扩展到包括虚拟研讨会和其他在线资源，教授患有慢性疼痛的儿童及其父母日常生活中可以使用的基本疼痛管理技术。最终，该项目的使命是将家庭与循证信息和技能联系起来，以帮助扭转慢性疼痛的恶性循环。自创建以来，该项目已发展到包括针对疾病的特异性干预（如镰状细胞病等疾病）和大量免费资源，如为患者和家长提供的在线健康聊天，以及与疼痛专家在线联系的机会。对于在他们地区没有疼痛门诊或儿科疼痛心理学家的孩子来说，这是一条生命线[23]。

与巴勒莫医生一样，科克利医生也受到启发创建了本项目，因为她意识到需要更快地帮助更多的孩子。"当我2009年在波士顿儿童医院开始进行疼痛治疗服务时，我查看了我们的门诊候诊名单，发现约有70名患者在等待就诊。这让人震惊，"科克利医生说，"我当时想，天哪，我要好几年才能完成这份等待名单。"

科克利医生意识到，既然疼痛科学和认知行为治疗技能训练的核心教学普遍适用于患有各种慢性疼痛的儿童，那么举办小组讨论会是有意义的。用她的话来说："我很清楚，无论我的患者是头痛、腹痛、神经疼痛还是其他疾病相关疼痛，我开始每个CBT治疗疗程都非常相似。他们在哪里受伤或者为什么受伤并不重要，因为很多基本原理都是相同的。你必须教授神经生物学风险、疼痛神经科学教育、良好健康睡眠等行为生活方式方面的知识，并讨论焦虑和抑郁是如何融入其中的。"通过在小组研讨会中讨论这些问题，她可以同时为许多家庭提供一个强大的康复治疗基础。"重要的是，"她补充说，"你必须以一种非常肯定和非污名化的方式来做这一切，这样家人才会感到支持，并能逐渐理解疼痛不仅仅是一个心理问题，而是一个复杂的问题，心理学也是其中的一部分。"

"舒适能力"研讨会是一个结构化的项目，包括一个针对父母或护理人员的会议，以及同时为孩子举办的另一个会议。目标是让一个家庭在研讨会结束后，用共同的语言和共同的策略来指导孩子从慢性疼痛中恢复。但是，通过将成人和孩子分隔到不同的空间，项目负责人能够针对每个群体的具体需求提供针对性内容。科克利医生说道："对于小团体环境中的孩子来说，他们能够学习疼痛管理技能，并建立起信心，使他们能够在控制自己症状方面发挥积极作用。"我知道和他们在一起是很需要时间的，因为我经常能看到他们不知所措，感到非常无助。他们的孩子很痛苦，父母常常不知道该怎么做。因此，针对父母的会议会把时间花在诸如如何更好地与孩子沟通和支持孩子，以及如何制订计划让孩子恢复正常功能等主题上。

菲奥娜参加了波士顿儿童医院最早的舒适能力研讨会之一，后来成为该项目的同行顾问。她认为这是她治疗过程中的关键时刻："该研讨会为我提供了一些工具，使我能够在自己的康复过程中积极主动，而不是被动地躺在床上休息，在自己的医疗保健

　　　　　　　　痛在你身：如何面对孩子的身心疼痛

中感到活力满满是一件非常有力量的事情。"她还认识到："坚持应对策略是值得的，如果第一次尝试没有奏效，就不要放弃。很多最后对我有用的策略，比如引导意象和腹式呼吸，都需要稍加练习。"还有一个好处就是，她还能从小组里的其他孩子那里学到了东西。"多年来，每个人都有一些应对策略（我们都尝试过最奇怪的事情，其他孩子也想到了真正有创意的东西），然后我尝试了，发现它们也适用于我。"除了交换疼痛应对策略，研讨会还使菲奥娜有机会与她在那里遇到的其他孩子建立联系并进行了情感交流。"我不认识任何其他慢性疼痛患者，无论成人还是儿童，"她说，"我的朋友、兄弟姐妹和父母都非常努力地想要理解我的疼痛，但如果你没有经历过，几乎不可能理解。当我去参加研讨会时，我有一种感觉，天哪，我不是唯一一个这样的人。对我来说，这真的是一种肯定，让我感觉耳目一新，觉得还有和我一样的人，这些团体很快就感觉像一个小社区，因为我们有共同的东西。"

科克利医生强调，孩子和父母从研讨会中获得的社会联系是非常宝贵的。"我们越来越发现，患有慢性疼痛的孩子会从与有相同经历的人在一起受益。这些孩子害怕、精疲力竭、在学校苦苦挣扎，他们不能参加活动，感觉被朋友疏远。"科克利医生说。在这种安全的团体环境中会面，可以让他们放下自己的戒备，提醒他们并不孤单，并且给他们事情可以改善的希望。

家长们也会从小团体环境中受益，在那里他们可以根据分享的经验建立联系。科克利医生表示，参与者调查显示，只有不到

10% 的家长参加研讨会希望从中获得社会支持，但近 40% 的家长在会后表示，与其他患有疼痛的孩子的父母建立联系是他们最重视的项目体验。

当 COVID-19 大流行突然改变了线下聚会的可能性时，科克利医生迅速对整个研讨会进行了调整，以便能够在线授课。虽然面对面的联系仍然是最理想的，但在线授课意味着即使家人不能在同一个房间里，他们仍然可以从小组会议中受益。无论家庭以何种方式获得资源，需要记住的最重要的信息是，帮助是可以得到的，而且值得寻求。随着针对患有慢性疼痛儿童的项目越来越多（无论是在线的还是面对面的），更多的孩子能够并且确实得到改善。

第 11 章

家庭纽带

父母对孩子疼痛反应的影响力

2006 年，安娜成为儿科精神病学研究员，同时开始治疗慢性疼痛患儿。当时她研究生刚毕业，对治疗儿童慢性疼痛的有效工具和循证治疗方案（从那以后才出现并逐渐增多）持乐观态度。但是，当她看到反复发作的疼痛会摧毁患儿及其亲人的生活，她感到心灰意冷。那些过去忙着上学、交友、参加运动队的孩子现在定期来安娜这儿看病，他们说慢性疼痛让他们没办法起床上学，慢性疼痛毁掉了他们的社交生活，慢性疼痛让他们无法参加曾经热爱的活动。安娜意识到，当孩子们最终来到疼痛门诊就诊时，他们的情况往往已经很严重了。虽然她渴望治愈患者，帮助他们重拾正常的生活，但她也同样致力于研究如何在一开始就防止孩子的慢性疼痛不断加剧。

在她早期的临床工作中，安娜发现的最惊人的事情之一就是：那些患有慢性疼痛的孩子，他们的父母、阿姨、叔叔或祖父母往往也有自己的疼痛问题。安娜了解到，有研究表明，高达 60% 的饱受慢性疼痛折磨的儿童，他们的父母同样患有慢性疼痛 [1]。而且她知道科学家们相信遗传是重要因素。但是，诊所里一个特别的午后发生的事情，让安娜对这些数据有了新的解读。那天，安娜走到大厅，把自己介绍给一位名叫萨拉的姑娘，萨拉的腿和臀部疼痛已经持续将近一年时间了。小姑娘的膝盖上套着支架，她和妈妈一起坐在候诊室里一条橙绿色长凳边上。安娜向萨拉打了个招呼，然后转向萨拉的母亲。萨拉的母亲友好地打了个招呼，但礼貌地拒绝了握手，因为她的肩膀不舒服。然后，当安娜准备带两人去治疗室时，萨拉阻止了她说："哦，我们得等

　　　　　　痛在你身：如何面对孩子的身心疼痛

我祖母从洗手间回来，但她可能需要几分钟，因为她和我一样有髋关节的问题。"很快，安娜就了解到萨拉的祖母因为腿疼从40多岁时就开始使用助行器了。在与这一家三代人交谈后，安娜脑中萦绕着这样的想法：在萨拉的一生中，她的母亲和祖母的痛苦经历对她产生了重要的影响。也许，除了遗传因素，家庭环境在疼痛的发展中也起着关键作用。

强调孩子注定会向他们的父母一样遭受疼痛，尽管这条思路看起来像是一条通往绝望的道路，但安娜却把它当成一个机会。如果她能直接与患有慢性疼痛的父母携手，防止他们的孩子未来也遭受慢性疼痛，那会怎么样呢？安娜意识到，父母往往会把他们自己的痛苦经历、信念、欣慰、情感、恐惧和应对策略带到他们与孩子的每一次关于痛苦的交流之中。常识表明，这些交流可能会使儿童对疼痛产生要么健康、要么不健康的反应。也许防止儿童遭受剧烈疼痛的关键是看他们的父母辈是如何面对疼痛的。

当安娜最初开始这一领域的研究时，她惊讶地发现，很少有研究表明"父母的慢性疼痛如何影响他们的养育行为或对孩子疼痛的反应"，这类研究很少。然而，随时间推移越来越多的研究评估了父母通常如何回应孩子的痛苦，以及他们的回应会对孩子产生何种影响[2]。例如，研究一直表明，如果父母在孩子痛苦时表现出更多的恐惧和惊慌（学术上称为灾难化、小题大做），孩子们容易认为这种情况更具威胁性，这可能会增加压力，进而加剧了他们的痛苦水平。在大多数情况下，父母甚至没有意识到他们是小题大做，但这很难掩饰。孩子摔倒了，母亲露出害怕的表情，父亲虽然说着"没事"可却流露出担心的语气，父母花费大量的时间试图安抚孩子，这都会透露出这种情绪[3]。这些反应，无论出发点有多好，都会给孩子们传递这样的信息：他们正在经历的痛苦是危险的，他们无法自己处理。如果反应足够一致，孩子们可能自己学会小题大做，增加他们的焦虑和恐惧，再次使疼痛加剧，这可能是一个恶性循环[4]。然而，当安娜开始关注患有慢性疼痛的父母，他们的行为对家庭功能和孩子疼痛经历的影响时，她发现这一领域并没有太多研究，所以安娜决定着手研究这些问题，寻求答案。

通过观察来学习

首先，有一点很重要，研究并没有表明父母是孩子疼痛问题的根源。相反，孩子们在他们的家庭环境中经历痛苦。孩子们敏锐地观察父母的身体和情绪状态，这让父母处于一个独特的位置，帮助孩子直接或间接地理解疼痛。

早在 20 世纪 70 年代，阿尔伯特·班杜拉就提出了社会学习理论，他认为人类通过观察就能学到很多东西[5]。尽管这一理论在当时是相当激进的，但现在这一观点被广泛接受，即我们不必总是明确地教授东西，也不必直接奖励人们让他们学习。特别是孩子，他们对父母的行为高度关注，尤其是与威胁相关的行为。因此，他们可以简单通过观察父母与世界互动并注意他们的反应来学会避免危险的事情（比如繁忙的街道或热炉子）。更重要的是，孩子们很可能通过模仿父母的模式来实施这种隐性教育，从用叉子吃饭、说"请"和"谢谢"这样简单的行为开始。

几十年来，人们一直认为这种简单的建模过程发生在父母患有慢性疼痛的家庭中。例如，一个男孩可能会观察到他的母亲处理疼痛的方式（如揉他酸痛的脖子）及其应对行为（如拿出加热垫），并学会在他疼痛时学习做同样的事情。但直到最近，科学家才开始验证这一理论，并试图衡量孩子对父母痛苦的关注度，以及他们是如何处理这些信息的。

慢性疼痛的滋生地

2009 年，安娜开始了她最早的一项研究，目的是明确患有慢性疼痛的父母如何影响孩子对疼痛的感知。她招募了 178 名儿童和他们的父母（有些人患有慢性疼痛，有些人则没有），他们都完成了关于疼痛程度、对疼痛的反应以及疼痛频率的问卷调查 [6]。参与研究的儿童都在 11—14 岁，这通常是慢性疼痛开始的年龄。安娜发现，那些父母患有慢性疼痛的孩子自己也会感到更频繁、更强烈的疼痛。此外，父母发现的疼痛区域越多，他们就越倾向于将孩子的疼痛夸大（如过度担心疼痛）。父母的小题大做与孩子对自己疼痛的夸大其词有关，这反过来又影响了孩子疼痛相关无力感的程度。事实上，这些孩子似乎非常关注父母的痛苦经历和反应，并从他们身上学习。

随后由安娜牵头的一项后续研究进一步深入探讨了父母的慢性疼痛如何影响他们育儿方式和孩子对疼痛的反应。这项名为"父母和青少年健康研究"的课题涉及了100多名父母（有些人患有慢性疼痛，有些人则没有），每个家庭都有一名11—15岁的孩子。父母和孩子们完成了关于疼痛体验和反应、身体和情绪健康的问卷调查。孩子们还在实验室里参加了特定的体育活动（其中包括定时步行和健身挑战，如在1分钟内从坐姿到站姿来回切换）。对患有慢性疼痛的父母进行了采访，讲述了他们养育慢性疼痛孩子的经历。

以下是安娜的发现。在父母患有慢性疼痛的孩子中（被称为高危人群），46%（几乎是一半）的孩子说他们在过去的3个月里每周都感到疼痛，甚至更频繁。与父母中没有患有慢性疼痛的孩子（低风险组）相比，这一比例是前者的2倍多。另外，与没有慢性疼痛的父母相比，患有慢性疼痛的父母更倾向于把孩子的疼痛小题大做，当孩子感到疼痛时，他们对孩子的保护欲也更强烈（如他们可能会因为疼痛而让孩子待在室内或在家不上学）。以上发现证实了这一观点，即患有慢性疼痛的父母可能更容易注意到孩子的痛苦，及时反应，将疼痛解释为具有威胁性，并将这种疼痛观点传递给孩子[7]。

对患有慢性疼痛的父母的采访也具有启发性。他们中的许多人说，他们对自己的痛苦影响了他们的育儿方式感到内疚。他们担心自己对孩子更不耐烦，或者他们的管教方式不太一致——因为他们的痛苦经常破坏原本的良好意图。大多数家长还说，他们很难真正参与到养育孩子的过程中，他们错过了孩子的一些活动。这些父母中有 75% 的人说，他们担心自己的孩子会患上慢性疼痛性疾病[8]。

有趣的是，与低风险组的孩子相比，高风险组的儿童在实验室中对疼痛并不更敏感，但高风险组的孩子在检测身体功能的试验中表现明显更差。这可能是由多种因素造成的。例如，也许是孩子们在体力劳动时感到疼痛，或者是他们害怕伤到自己，因此不愿意活动，又或者是他们只是不习惯在家里进行大量的体力活动。虽然这项研究没有体现为什么这些孩子身体表现不佳，但值得注意的是，他们的疼痛敏感性并不是阻碍他们前进的因素。由于不活动增加了患慢性疼痛的风险，可以鼓励这些孩子多运动，尽管他们对疼痛有恐惧倾向，这可以减少他们患慢性疼痛的机会[9]。

安娜的研究还借鉴了挪威正在进行的一项大规模研究的数据，该研究自 20 世纪 80 年代以来收集了超过 12.5 万人的健康信息（包括成年人和青少年）[10]。利用这个数据集，研究人员已经能够观察慢性疼痛状态在家族内部是如何联系在一起的，并确定由遗传相似性引起关联的比例。关于慢性疼痛，研究人员发现父母和孩子之间的关联不能完全用遗传理论来解释[11]。相反，孩子的家庭环境也会显著影响孩子。研究人员强调，他们根据与孩子们生活在一起的父母来比较孩子们的疼痛表现，这有助于将行为影响与遗传因素区分开来。这项研究增强了安娜继续该领域研究的意愿，并想方设法减少孩子患疼痛疾病的风险。虽然目前科学还不能改变慢性疼痛的遗传风险，但临床医生可以通过多种方式支持患有疼痛的父母，从而减少慢性疼痛的恶性循环（建议见本章末）。

痛苦中的养育

当安娜在研究疼痛中的父母时，瑞秋作为一个患有慢性背痛的母亲，抚养着两个年幼的孩子莉娜和安妮卡。这种疼痛对瑞秋来说并不新鲜，但做母亲带来的紧张和压力却是一种新的痛苦。瑞秋在 8 岁时被诊断出患有脊柱侧弯（一种脊柱弯曲），从那时起直到 16 岁，她都在衣服下面佩戴着支架，以便矫正她成长过程中的 S 形脊柱。虽然治疗最初稳定了她的脊柱形态，但最终硬塑料支架无法遏制脊柱曲线的恶化。随着成年期脊柱侧弯的进展，疼痛渗透到她那不羁的脊柱周围紧绷的肌肉。痉挛、剧痛和酸楚充斥着她的背部、肩膀和颈部，并引发频繁的头痛。尽管如此，这种疼痛是可以控制的。在生孩子之前，瑞秋并没有完全意识到疼痛会影响她养育子女。

然而，2008 年当瑞秋成为莉娜的母亲后，她学到的许多事情，其中之一就是为人父母是需要体力劳动的，这对数百万患有慢性疼痛的父母来说尤其如此 [12]。日复一日地站着摇晃哄婴儿入

　　　　　　　痛在你身：如何面对孩子的身心疼痛

睡，把蹒跚学步的孩子抬上抬下高脚椅，拖着婴儿车上楼梯，这些任务异常艰巨。对瑞秋来说，她的身体承受不住这些压力。背部痉挛经常使她无法站立或长时间行走，颈部僵硬使她无法转头，肩膀疼痛有时使她无法抬起手臂。尽管她尝试了许多不同的方法（包括理疗、针灸、按摩和非处方抗炎药）来减轻痛苦，疼痛依然存在。而当 2011 年安妮卡出生后，她身体的负荷进一步增加。

然而，最让瑞秋沮丧的并不是她所经历的疼痛，而是疼痛似乎剥夺了她成为最好母亲的权利。在无数的日子里，她不能把她学龄前的孩子抱到攀爬架上，也不能把她蹒跚学步的孩子抱在腰间，但她的孩子们却伸出双臂，无法理解母亲为什么会拒绝他们。还有很多时候，瑞秋感到她的耐力和耐心随着疼痛的加剧而减弱。

和安娜研究中的许多母亲一样，瑞秋感到内疚，担心自己给孩子们带来痛苦。此外，作为一名健康记者，她了解安娜及其同行正在进行的诸多研究，科学似乎证实了瑞秋最深的恐惧。有证据表明，在父母一方患有慢性疼痛的家庭中，他们的孩子患慢性疼痛的风险会更高，也更容易出现行为问题、焦虑和抑郁[13]。

俄亥俄州肯特州立大学的护理学教授温蒂·乌姆伯格牵头的一项研究，该研究为瑞秋与孩子的关系描绘了一幅特别严峻的图景，这让她感到担忧。研究人员采访了 30 名青少年，他们是在父母经历慢性疼痛的环境中长大的，在很多情况下，孩子们觉得父母在身体和情感上都没有参与到育儿的过程，他们易怒、充满敌意，甚至不可预测。正因为如此，孩子们经常向父母隐瞒自己的需求和真实感受，生活在担心惹恼父母或加重他们痛苦的恐惧中。许多人在做好准备之前就开始承担起照顾人的角色。一些人质疑他们是否应该为父母的痛苦负责。这些原生家庭的问题给为孩子们带来了各种令人心碎的后果，他们中的一些人成了完美主义者，学会了沉默，或者药物滥用[14]。

瑞秋担心自己孩子的命运亦会如此，于是她将更广泛地涉猎这方面的信息作为记者工作的一部分。她深入地研究了父母慢性疼痛对孩子影响的相关文献，撰写新闻报告[15]。但让她欣慰的是，她了解到这并不一定决定一个家庭的未来。

更重要的是，最新的研究（其中一些是由安娜牵头的）结果是充满希望的。例如，安娜目前正在对 400 名患有慢性疼痛的母亲和她们进入青春期的孩子进行为期 3 年的跟踪研究[16]。通过研究这些母亲是如何影响孩子身心健康的，安娜正在寻找潜在的干预方法，以防止孩子"传承"疼痛、焦虑或抑郁等问题。她还分析了不同年龄和性别的儿童是否以及如何对父母的痛苦做出不同的反应，这一系列工作可能为未来研究如何为特定儿童群体量身定制干预措施打下基础。

安娜也是世界上越来越多研究父母慢性疼痛对孩子影响的科学家之一。像纳什维尔范德比尔特大学医学中心的阿曼达·斯通她是林恩·沃克博士指导下的研究生，也是安娜实验室的博士后、哈利法克斯达尔豪西大学的克里斯汀·希金斯和比利时根特大学的研究生埃尔克·范利德等。这些崭露头角的儿科疼痛研究人员正在开展重要的工作，这将加深我们对几代人慢性疼痛的理解 [17]。安娜和她的同事们决心打破慢性疼痛的代际循环，并为许多可能受益的家庭提供解决方案。

给慢性疼痛儿童父母的建议

虽然科学可能表明，有疼痛问题的父母传给孩子的概率很低，但研究人员已经确定了父母可以采取的各种积极措施，以防止儿童慢性疼痛的恶化，并增强韧性。

- 照顾好你自己。在照顾孩子的同时控制慢性疼痛会让你感到筋疲力尽和不堪重负。要知道，你自己身体和情感的健康对孩子也是有益的。但请记住，照顾自己并不意味着慢性疼痛应该成为你最主要的标签。虽然疼痛需要关注，得到良好的治疗感觉像是一份全职工作。但请记住，你并不是被疼痛定义的。你是父母。也许你也是配偶、儿子、女儿或朋友。你可能有自己的职业或爱好。记得多和那些能给你的生活带来意义和快乐的人和事在一起，让你的生活更美好。

- 试着不要去把自己和孩子的痛苦夸大。这说起来容易做起来难，但一旦你意识到往最坏的方面想只会加剧痛苦，就更有可能控制住它。对于初学者来说，当灾难化的想法突然出现时（像"我永远都不会好起来"，或者"这种治疗根本不起作用"），停下来，识别出它们，因为这可以重塑你的思维过程。努力去了解更多关于疼痛的知识，以及它是如何发挥作用。疼痛教育通常会帮助人们将自己的不适视为不那么具有威胁性，从而减少可能导致灾难化想法的担忧和焦虑（事实上，我们希望这本书已经有助于解开痛苦是什么和不是什么的谜团）。

也有针对成年人的教育项目可以降低将疼痛灾难化的程度。斯坦福大学的疼痛心理学家贝丝·达纳尔开发了一门 2 小时的创新课程，教成年人如何在瞬间识别灾难化的想法，并立即采取行动加以抑制[18]。这门课程在全国范围内越来越普及，它阐明了认知行为策略，如重新审视你的观点、深呼吸和肌肉放松，可以减少对疼痛的焦虑和恐慌。如果你学会少担心自己的痛苦，你也会少担心孩子的痛苦。

- 大声说出你的痛苦和应对策略。虽然临床医生不建议父母每天抱怨他们的疼痛，但在必要的时候，让孩子知道你正在经历什么是有帮助的，这样他们就能理解你的痛苦。这一点很重要，因为许多成年人倾向于采用的最佳应对策略，孩子可能并明白。例如，与其隐瞒你头痛的事实，不如告诉你的孩子你感觉不舒服（我感到头痛）。然后给出积极的应对策略（"我要去洗个澡，放松一下，这样头痛就不会恶化）。如果你的孩子知道你正在经历什么，他们就不会奇怪为什么你看起来不高兴或离开房间独自一人。同样，如果你经常通过散步来缓解背痛，那就引导孩子了解你的方法。他们会知道，疼痛并不需要引起警报，可以平静地处理。

- 多学科方法建模。正如第 10 章所提到的，对于许多慢性疼痛患者来说，没有灵丹妙药或一种疗法可以包治百病。相反，大多数人受益于综合疗法，包括认知行为疗法、物理疗法、良好营养、减压及必要的药物治疗。对于被疼痛折磨的父母，考虑一下你给孩子展示的是怎样的疼痛管理行为。理想情况下，你要向他们展示除药物外的应对策略。你可以让孩子看到，你每天步履如飞，或者有足够的睡眠，这样就可以减轻疼痛。例如，瑞秋最终找到了一种称为"施罗特疗法"（Schroth）的脊柱侧弯专用物理疗法，该疗法极大地帮她减轻了疼痛。她的孩子们（现在已经长大了，可以理解更多了）知道，当瑞秋做施罗特时，她在花时间锻炼身体和减轻疼痛。她希望孩子能将这种方法内化，并在必要时遵循它。

- 不要过分关注你的痛苦。研究表明，当父母专注于自己的疼痛时，会使孩子的疼痛加剧。在两个独立的试验研究中，父母们被告知把他们的手放在非常冷的水中（一个典型的疼痛测试），在孩子们的注视下夸大或隐藏他们痛苦的表情。接下来，孩子们接受了同样的冷水测试，然后评估了他们的疼痛程度。结果发现，父母表现出的疼痛程度会影响孩子疼痛体验和焦虑程度，尤其是女孩，当父母夸大疼痛时，她们更容易经历更多的痛苦 [19]。结论：如果你把疼痛看得很重，你的孩子很可能也会这么做。

- 让你自己和你的家人保持活力。如果你有能力的话，模拟运动和锻炼，和你的孩子一起玩。如果做不到，也不要担心。你不需要成为孩子的棒球教练就可以把体育活动带入他们的生活。即使是在场外，也有很多方法可以帮助你的孩子保持活力，这可能会降低他们患慢性疼痛的风险。例如，鼓励他们报名参加学校的体育运动或舞蹈课，分配他们在家里做体力活（比如倒垃圾），让他们和朋友或邻居在外面玩，考虑让其他成年家庭成员或朋友带你的孩子去公园，去远足，或在私家车道上打篮球。如果你发现让孩子参加体育活动让你感到焦虑，或者你担心体育活动可能会导致疼痛，不要让你的担心阻碍了孩子。归根结底，如果他们在身体上（和社交上）活跃，并且被允许是个孩子，他们将更有可能成长为充实和快乐的成年人。

- 不要忘记享受乐趣。当疼痛让人感到无法忍受，日复一日的生活让人感到压抑时，我们会很容易忘记我们可以和孩子一起做的简单而有趣的事情。玩棋盘游戏、烘焙或烹饪、大声读书、看电影、做手工都是与孩子分享积极时刻的机会。抽出时间参加这些活动会让你的孩子知道，即使被疼痛折磨，你仍然可以享受生活，你的家人作为一个整体，可以度过压力重重的时期，生活仍然充满乐趣。如果你在与孩子沟通上有困难，或者想要人帮忙管理疼痛和养育子女，那就去找一位疼痛心理学家或儿科心理学家吧。

- 放松自我。毫无疑问，处理这些任务可能会让人感到不知所措。在特有的环境下养育子女是很困难的，而在管理自己的痛苦或孩子的痛苦的同时养育子女更难。所以对自己好一点，尽你所能不要感到内疚。为自己腾出时间睡觉、锻炼、吃饭和放松，要知道你感觉越好，你和你的家人就会越好。瑞秋和安娜花了很长时间才明白这一点，虽然我们不总是记得采纳自己的建议，但我们希望你能接受。

第 12 章

无形的疼痛最要命

当污名和偏见导致孤立和抑郁，
去寻求社会支持

14 岁的吉莉安遭遇了车祸，她的颈部扭伤，并发展成严重的疼痛和僵硬。事故发生后，儿科医生立即给她戴了颈托。起初，娇小的吉莉安对在学校戴着笨重的护具感到尴尬和难为情。但从某种意义上说，她也松了一口气，因为护具向她的朋友和老师证明她受伤了，所以当她不能参加一些活动时，也不必解释自己。

然而，几周之后，吉莉安的医生认为护具已经没用了，并示意她摘掉护具。现在，没有了可见的疼痛的迹象，吉莉安周围的人很难理解她为什么走得那么慢，表现得很疲倦，放学后不怎么出去玩。3 个月后，吉莉安的颈部疼痛加剧，这影响了她的睡眠和注意力，之后，她被转诊到安娜那里。疼痛不仅占据了她的生活，而且让她感到被朋友们疏远了，被孤立，被一种她从未经历过的方式评判。在她与安娜的第一次会面中，她说："有时我希望我仍然佩戴着护具，因为那样至少人们会知道我有问题。"

对于吉莉安和大多数患有慢性疼痛的孩子来说，在控制病情的过程中，最困难的事情之一就是别人不理解自己的病情，或者根本不相信这是真的。疼痛是无形的、无声的，当然，它也是主观的，这会让患有慢性疼痛的儿童感觉自己生活在一个完全属于自己的反乌托邦的世界里。如果没有单一的诊断测试来评估疼痛的存在，即使是医学专业人士也可能会忽视孩子的痛苦，并否定他们的经历。很多时候，孩子的父母都很难相信。

研究人员估计，至少 40% 的患有慢性疼痛的儿童经历过成年人的不理会或不信任，最常见的是来自医疗提供者和父母[1]。这使得患有疼痛的孩子特别容易被贴上标签，他们因为有社会不欢

　　　　　　　　痛在你身：如何面对孩子的身心疼痛

迎的属性而被单独挑出来评判。这在医疗保健方面可能会造成毁灭性的，甚至是危及生命的后果。研究人员发现，患有慢性疼痛疾病的人经常被贬低、被怀疑、被刻板定型、被拒绝，甚至被排斥。这反过来又会导致延迟诊断、治疗偏差和不良的健康结果。值得注意的是，与疼痛相关的耻辱感更可能发生在女孩、女性和少数民族身上，而不是白人男孩和男性，这一点我们将在本章后面讨论[2]。

虽然与疼痛相关的耻辱感在成人已经记录在案，但关于耻辱感和儿童慢性疼痛的研究较少。但最近在该领域的研究证实，许多患有慢性疼痛的孩子长期以来被医疗提供者、父母、其他家庭成员、朋友和学校工作人员羞辱[3]。这可能会加剧慢性疼痛对儿童的折磨，引发其他负面后果，包括护理不足、抑郁、社交孤立和学业困难。从本质上讲，污名化的重压几乎会给儿童生活的每个领域带来负担，使每一个挑战都更难承受[4]。

直面质疑的艾米丽

艾米丽患有克罗恩病，20年来，她和母亲苏珊不仅会受到这种严重的炎性肠病的折磨，还要面对其他人质疑的目光。最初，当艾米丽在幼儿园出现莫名的发烧和感染时，这个家庭就感受到来自老师、其他家长甚至当时的儿科医生的怀疑。"艾米丽从来不这样，"苏珊记得，她也是一名护士，"早上起床，她看上去感觉很好，渐渐地，她出现发烧、疲倦和不适，但其他人却看不出这一点，在其他人看来，她似乎仍然很有活力。"艾米丽开朗的性格掩盖了她所感受到的痛苦。

一家人花了一年的时间，才在转诊到纽约市郊离家不远的专科医生那里，即使在那时，医生们也低估了艾米丽的病情。苏珊解释说："她会微笑着走进医生办公室，似乎她从未生病，在对她进行检查时，医疗团队甚至请了一位精神病科医生会诊，以防我患有代理孟乔森综合征（求医癖），认为艾米丽的病情可能是我编造的。直到她的血液检查和结肠镜结果出来后，专家才发现艾米丽的情况很严重。"

然而，争取理解的过程是一场持久战，它影响了艾米丽的治疗。例如，在她8岁的时候，她参加了一个为克罗恩病儿童组织的为期5天的野外露营。苏珊起初还犹豫是否该让艾米丽去，但后来她同意了，因为艾米丽的医生负责管理营地，会在现场。进营地3天后，看到艾米丽昼夜不停地被反复肠胃疼痛和发热折磨，医生打电话给苏珊说："我认为我们对艾米丽的治疗确实不足。回来后我们还得做些调整。"

苏珊想，终于有人理解了。"没有人相信它有多严重，"她说，"就像是，这是一张关于实验室工作的纸，描写的是这个孩子以及她将如何被送到这个世界上，这对医生来说不算什么。"

现在，艾米丽已经二十出头了，苏珊很擅长为艾米丽提供所需的治疗，但走到这一步并不容易。苏珊说："她遭受了很多痛苦，剧烈而持续的腹部痉挛，当我回想起来，疼痛完全被忽视了，没有人设法缓解它，医生总是让我们看看她的血红蛋白和血沉或者她的 C 反应蛋白，这是关于医疗和身体方面的问题"。比起女儿的童年经历，苏珊丈夫最近的住院手术可要幸运得多。"我丈夫住院期间，每次查房，被问的第一件事就是'告诉我你的疼痛等级，从 0 级到 10 级'，"苏珊说，"从来没人问过艾米丽，从来没有！"

疼痛管理中的性别偏见

研究揭示了苏珊和艾米丽的经历，这在今天并不罕见。不仅孩子的疼痛经常被忽视，而且与男孩和男性相比，女孩和女性的疼痛也经常被忽视[5]。最近文献综述显示，医疗保健中存在性别偏见，尤其是在慢性疼痛方面[6]。当然，男性和女性的生理差异会影响他们对疼痛的感知，但也有一些社会因素影响着所有性别的人感知和体验疼痛，以及医护人员的应对方式[7]。结果是，处于痛苦中的女孩更容易被认为是情绪化的、歇斯底里的、假装的，而男孩更可能被认为是坚忍的和勇敢的。至于那些被认定为跨性别的儿童，研究人员才刚刚开始了解偏见如何影响他们的疼痛管理[8]。然而，总的来说，已经很清楚的是，作为跨性别者来说，获得适当的医疗保健可能是一场艰苦的战斗。

墨守成规的性别惯例，对寻求适当疼痛管理的所有性别的孩子都是不利的。然而，幸运的是，关于医疗保健中的性别偏见和污名化的新研究为改善现状提供了希望。科学家们也呼吁，在人类和动物的疼痛研究中增加女性代表，这样性别就能更好地融入我们对疼痛的集体理解中[9]。

在艾米丽的案例中，她最终找到了信任她的、听她说话的临床医生。和许多年轻的患者一样，随着年龄的增长，她学会了珍视自己的直觉，在医疗系统中为自己争取权益，并寻找能够回应她需求的实践者。现在，作为一个年轻人，她是一名医务社工。她妈妈说，她决定在医院工作，这样她就可以把这些年学到的知识回馈给别人。毫无疑问，她是新一代医院职工的一员，能够帮助患者感受到被关注和被倾听。

疼痛管理中的种族偏见

不可否认医疗保健中存在种族偏见和污名化。大量的研究记录了几个世纪以来，美国黑种人和其他少数族裔在医疗方面的种族不平等，这可以追溯到奴隶时代[10]。在过去的 35 年里，特别是在美国卫生与公众服务部发布了具有里程碑意义的《部长特别工作组关于黑人和少数族裔健康的报告》以来[11]，人们一直在共同努力解决这些差异。但无论如何衡量，平等都没有实现。部分归因于立法、社会经济和文化因素，美国有色人种往往很少有机会获得高质量的医疗服务，而且比白人更容易在更年轻的时候患上并死于慢性疾病[12]。随着最近的 COVID-19 大流行，这一悲剧

　　　　　　　痛在你身：如何面对孩子的身心疼痛

性的不平等现象更为凸显，它对美国有色人种造成了十分严重的影响。

这种差异和污名化也存在于疼痛管理领域[13]。研究表明，与白种人相比，黑种人、美国原住民和西班牙裔（以及其他少数族裔）患者的疼痛经常被低估和治疗不足。研究表明，在急诊室里和手术后，有色人种比白人更少得到镇痛药，而且当医生开出镇痛药处方时，他们的剂量也更少[14]。

2015 年，华盛顿特区国立儿童医院的儿科急诊专家莫妮卡·戈亚尔对近 100 万名阑尾炎儿童进行了研究，她发现不同种族的儿童接受了不同的疼痛治疗方案。与患有阑尾炎的白人儿童相比，中度疼痛的黑种人儿童在急诊室接受镇痛药的可能性更小，重度疼痛的黑种人儿童接受阿片类药物的可能性也较小[15]。

乔治·华盛顿大学儿科和急诊医学科副教授戈亚尔博士解释说："有大量数据支持应用阿片类药物缓解阑尾炎患儿的腹痛，因为阑尾炎是非常痛苦的，在急性护理环境中使用阿片类药物真的没有任何负面影响，但我们发现，即使我们考虑了疼痛的严重程度，黑种人儿童接受任何类型的镇痛疗法，特别是阿片类药物的可能性比白种人儿童更低。"

戈亚尔博士认为，造成这一现象的原因是多方面的，需要进一步研究，疼痛管理方面的差异在很大程度上与固有的种族偏见及阿片类药物流行有关。他说："毫无疑问，我们正在经历阿片类药物的流行，这在很大程度上是滥用阿片类药物造成的，但同样强有力的数据表明，阿片类药物在用于治疗急性、自限性疼痛（如阑尾炎）时不会导致成瘾。此外，根据我们对阿片类药物流行的了解，与白种人儿童相比，不让有色人种儿童服用阿片类药物的倾向尤其被误导。当你想到谁更容易受到阿片类药物流行的影响时，数据显示，阿片类药物滥用在白种人中更严重。然而，作为临床医生，我们对黑种人和棕色人种的阿片类药物滥用行为做出了错误的假设，这导致了少数族裔儿童疼痛治疗不足。"

由戈亚尔医生牵头的后续研究重点关注了因骨折而去急诊科就诊的儿童，该项结果于 2020 年发表 [16]。研究再次揭示，与白种人相比，黑种人儿童和其他少数族裔儿童接受阿片类药物的可能性更小，获得最佳镇痛效果的可能性也更小。戈亚尔医生说："许多人认为这些差异不会发生在儿科，而只会发生在成年人身上。但现在我们已经证明，即使在儿童护理方面，这些种族和民族差异也确实存在，这充分说明了医疗系统内部的偏见和结构性种族主义。"

另一项研究表明，对于黑种人和白种人之间的生理差异，医学界存在着令人震惊的误解。2016 年《美国国家科学院院刊》（*Proceedings of the National academy of Sciences*）上发表了一项研究，研究人员调查了 222 名白种人医学生和住院医生，发现其中约 50% 的人对黑种人与白种人如何感知疼痛持有错误观念。例如，近 60% 的被抽样的白种人医学生和住院医生错误地认为黑种人的皮肤比白种人厚，约 11% 的人认为黑种人的神经末梢不如白种人的神经末梢敏感。研究者得出结论，即使在今天这个时代，关于种族生物学差异的信仰仍在，且继续影响着一些医疗专业人员，这些信仰可以追溯到奴隶制时期。这些看法促成了这样一种认识，即黑种人比白种人感到更少的痛苦，这可能导致遭受疼痛折磨的黑种人治疗不足 [17]。戈亚尔医生说："令人惊讶的是，一些固有的偏见甚至在不知不觉中潜入人们的信仰中"。

越来越多的科学家正在研究偏见在医疗保健中的作用，并提出了减轻其影响的方法，包括在医学院提供更多关于种族、性别和偏见的教育。西雅图华盛顿大学医学院生物医学信息学和医学教育研究副教授詹尼斯·A.萨宾就是这样一位科学家。她的研究和课程旨在减少少数族裔人口的医疗差距 [18]。萨宾医生最近写到："作为一个国家，我们必须继续正视医学界的种族主义，这是一段挥之不去的历史。大幅减少，甚至消除疼痛治疗中的种族和民族差异是可实现的，也是一种道德责任 [19]。"

实现更平等的一个方法是正视问题。戈亚尔医生说："问题很多是隐性的，许多实践者的第一反应是认为这不会发生在他们的护理环境中，所以提供的数据会令人大开眼界。"她建议医生进行内隐联想测试，该测试用于验证人们的态度、信念和成见 [20]。她说："例如，如果测试显示你对反黑种人持有隐性偏见，这并不一定意味着你是一个种族主义者，真正重要的是你要意识到这种偏见，并在每次治疗患者时都需要提醒自己。"

戈亚尔医生还指出，即使存在潜在语言障碍的情况下，增加医疗界种族和族裔多样性有助于减少医疗保健方面的种族和族裔不平等现象。她说："医学界，特别是医生界，不是很多样化，我们需要在医学方面做得更好，这样代表医学界的人才能代表他们所服务的人群。"戈亚尔医生认为，在过去几年里，随着像"黑种人的白大褂生活"（一个由医学生发起的旨在消除医学领域种族主义的非营利组织）等运动越来越走到前沿，这方面已经取得了一些进展[21]。但我们还有很长的路要走，戈亚尔医生说："我希望在未来 5 年内，医生的组成将比历史上更加多样化。"

镰状细胞性贫血和隐形伤疤

阿德里安·威廉姆斯是华盛顿特区的一名患者护理倡导者，他从内心深处感受到了这种不平等。生于 20 世纪 60 年代的他患有镰状细胞性贫血，也被称为镰状细胞病，这是一种遗传性的红细胞疾病，会导致器官和组织损伤，以及剧痛。这种疾病最常影响黑种人，研究表明，那些镰状细胞贫血的患者常常感到耻辱，包括儿童[22]。

阿德里安是由他的姑姑和姑父抚养长大的，他们非常慈爱，但直到 1965 年通过医疗补助法案，他们才有了医疗保险。阿德里安温和且举止高贵，他说："我们是中下层阶级，我是少数族裔的孩子，获得良好医疗护理的机会有限，我的姑姑和姑父没有上过大学，也没有及时获得这些医疗资源的悟性"。结果，他直到大约 5 岁时才被诊断出患有镰状细胞病，在他童年的几年里，他没有接受过正规的治疗，这意味着他经常遭受难以忍受的疼痛的折磨，几乎没有办法求助。

他对这种疼痛的最早记忆集中在间歇性发作的镰状细胞危象上，当携带氧气的红细胞（通常是软的、圆的）变成镰刀状并聚集在一起时，这些红细胞就难以通过身体的小血管，就会发生上述情况。这种血液和氧气的阻塞会导致胸、腹、关节和骨骼的疼痛，疼痛基本上无处不在。每当这些情况发生时，阿德里安会在床上躺上几天，他称之为"黑暗的深渊（3～5 天的痛苦监狱），没有救援，没有缓刑"。

在 20 世纪 60 年代，阿德里安所能得到的非处方药物对他的剧痛毫无作用，所以他记得他的姑姑和姑父曾不顾一切地试图帮助他渡过难关。他们晃动他的床，让他靠在枕头上，试过冰敷，然后试过热敷，包很多毯子，然后拿掉毯子，当所有这些都没用时，他们给了他一块湿抹布，让他咬着。阿德里安说："他们确确实实就在我身边，而且非常细心，但他们只能看着，却无能为力。"

在没有任何实质性的身体缓解的情况下，阿德里安训练自己的思维逃跑。他会想象自己离开自己的身体，在他的房间上方，在他的邻居家上方盘旋，这样他就可以从空中俯瞰他的世界。他说："这是我生存下来的标志，我的大脑有能力将痛苦的身体转移到其他地方。"他的本能，自己自学成才的引导意象减轻了他受的折磨，但还不够。

阿德里安说："你可以想象这会造成多大的心理伤害，当你经历了其中的一幕时，你就永远改变了，更不用说再次发生了。"

事件的不可预测性加重了创伤，阿德里安生动地描述了疼痛危象袭来时的细节。

> 我可能正在做一些事情（如睡觉，或者在度假，或者准备去参加舞会），我感觉血压升高，然后呼吸变浅，我开始喘息。一旦你在脑海中听到警报，你就知道接下来会发生什么。疼痛会在 1 小时内从 2 次，到 4 次，再到 6 次，就像夜里的贼，它会拍着你的肩膀说："嘿，我在这里。"你抓住它或把它推到另一个方向的概率微乎其微。所以你会惊恐地想，"我需要回家吗？""我需要马上去医院吗？"

大约 11 岁的时候，阿德里安知道了位于华盛顿特区的乔治敦大学医院的输液中心，当他感到疼痛危象来临的时候，他就去那里就诊。那里的医疗团队会给患者吸氧、静脉输液和使用镇痛药（必要时包括阿片类药物），如果他能在疼痛发作 1 小时内赶到门诊部，医生就能在几小时内缓解他的疼痛，而不是几天。这对他来说是一个转折点。

当阿德里安长大成人，并逐渐了解自己的治疗需求时，他也意识到医院的工作人员开始用不同的眼光看待他，对待他。身为一个黑种人还不如身为一名卷发小男孩。阿德里安说："直到十几岁的时候，我去到一家他们不认识我的医院，我才在医疗保健领域遇到公然的种族歧视。"在那次事件中，他走进了急诊室，尽

痛在你身：如何面对孩子的身心疼痛

管他穿着得体，而且显然对自己的疾病很了解，但他还是被指控为寻找毒品的瘾君子。他没能及时得到他所需要的疼痛治疗，而那次就诊最终成为他经历过的最长的住院治疗。

安德鲁·坎贝尔是位于华盛顿特区的国立儿童医院镰状细胞病项目的负责人，他牵头了与患有镰状细胞病的黑种人男性的讨论小组。他说，几乎所有这些人都有过这样的经历：医疗服务提供者根本不听他们的话，或者不相信他们对阿片类镇痛药物的合理要求。他说："他们描述了在急诊室因疼痛而尖叫的经历，甚至保安呵斥或被赶出急诊室的经历，因为医生对疼痛的理解的偏差，他们不相信患者会承受这么大的痛苦，部分原因是缺乏对镰状细胞病的了解，部分原因是偏见和种族主义。"

正如戈亚尔医生在研究中发现的那样，美国的阿片类药物危机使一些患者更难获得所需治疗。坎贝尔医生说："由于阿片类药物危机，镰状细胞病患者被不公平地归为滥用药物一类。这反过来又导致医生限制向患有镰状细胞病的成人和儿童开具阿片类药物处方。有些医生错误地认为，如果给患有镰状细胞病的儿童服用阿片类药物，他们成年后就会有问题，但几乎没有证据表明这一点。但现在发生的是，我们对镰状细胞病患者的疼痛治疗不足。"

阿德里安认为他很幸运，因为他在急诊室被拒之门外并不是常态，但他非常清楚，许多镰状细胞病的少数族裔患者在医疗系统中经常遭受的偏见和歧视[23]。阿德里安说："镰状细胞病患者通常会努力让自己看起来很好，以一种让他们有更大机会获得专业护理的方式表现自己。"他补充说："对他来说，除了疾病之外，还要应付额外的负担，这加剧了他的焦虑和痛苦，有时还会影响他对医疗提供者和普通人的信任。"

阿德里安说认为必须要依靠自己。他也是这么做的。30多岁时，他开始彻底改变自己的饮食、生活方式和心态。他转向了纯素饮食，抽时间定期锻炼，并开始积极练习正念减压法、接受和放松技巧。他认为这种多学科的治疗方法大大减轻了他的痛苦。他最近一次因镰状细胞危象住院是10年前。他现在公开谈论健康，并经营一个名为"健康革命"（wellness revolution now）的在线社区，他希望这个虚拟社区能帮助其他人避免他所经历的一些创伤。他仍然不能完全相信自己已经获得了一种生活中的正常感——一种从剧烈疼痛中解脱出来的自由，这是他过去唯一的梦想。但他身上无形的伤疤更难摆脱。阿德里安说："现在我站在那种复杂局面的另一边，我1分钟也没有忘记那个地方是怎样的心理折磨，直到今天，因为对疼痛的恐惧，我仍然睡不着觉。尽管这些年我一直身体健康，但对疼痛的恐惧仍让我夜不能寐。就像是在你肩上轻拍，'我来了'，这仍然让我目不交睫。"

学校：孩子最大的挑战

在医疗环境之外，患有慢性疼痛的儿童面临的最大挑战之一是能够连续就读并保持成绩。研究表明，患有慢性疼痛的儿童一年中缺课超过 15 天的可能性是没有疼痛的儿童的 5 倍[24]。平均而言，患有慢性疼痛的孩子大约有 1/3 的上学日缺课[25]。疼痛和就医导致的缺课和作业落后会加剧孩子们的高压水平。在第 7 章中，我们谈到了米娜，她因头痛而无法学习，这使她从一名优等生到几乎辍学的学渣。这给孩子们带来的失望和焦虑通常会导致痛苦和压力的循环。

像米娜这样的孩子常常很难解释他们需要帮助的原因，即使他们确实需要照顾，在许多情况下，老师和管理人员似乎也不理解。有些甚至超出了判断。在一项对学校护士的调查中，几乎一半的护士说，有孩子来找他们抱怨疼痛，他们认为这些孩子是假装疼痛或试图引起注意[26]。虽然研究表明，当学生提供了有关其疾病的医学证据或医疗记录后，教师更乐于帮助他们，但对于许多患有慢性疼痛疾病的儿童来说，根本无法获得明确的医学证据，教师可能会缺乏同情心，也不太可能给予照顾[27]。

苏珊发现她每年都有必要与艾米丽的老师们见面，向他们解释什么是克罗恩病，以及它对艾米丽的影响，这样他们就能敏感地注意到她的问题，并意识到她可能得缺课。在高中的时候，艾米丽能够安排好她的课程，尤其在晨起的疼痛和胃肠不适的日子里，这时候她可以晚点儿到学校。艾米丽被至少一个"了解她"的老师、辅导员或学校护士所重点关注，这样她就会觉得在学校得到了一些支持。在学校里找到一个善解人意的成年人对很多孩子来说很有帮助。这种盟友关系可以使一个有疼痛问题的孩子更有可能重返校园。

对艾米丽来说，上学，哪怕只是半天，都能显著地提高她的正常感和归属感。苏珊回忆说："她的韧性也鼓励我继续前行，在她生病但无论如何都想上学的日子，我把她作为我的榜样。我想留在学校的停车场等她，但当我看到我的孩子勇敢地走出来时，我意识到自己也必须向前走"。

尽管艾米丽意志坚定，但她有时也无法按时到校。例如，有几个月的时间，艾米丽需要一种被称为经外周静脉穿刺的中央静脉置管（PICC 置管）为她提供全天候的静脉营养和药物。在这种情况下，她只能待在家里，她可以在家庭教师的帮助下过渡到在家学习的时光。其他无法上学的孩子也会选择在线学校，这些选择虽然具备孩子们急需的时间灵活性，但也进一步将他们与同龄人隔离开来。这样一来，当社会支持对孩子的发展至关重要时，孩子们保持友谊或结交新朋友的机会就会减少。在 COVID-19 大流行期间，数百万家庭清楚地认识到，按时到校学习对儿童的社会和情绪健康以及学业参与的重要性，COVID-19 导致整个国家和世界大部分地区求助于在线远程学习。

社交困境：大量的孤立

尽管许多人可能认为孩子社交生活是整体健康的一个次要组成部分，但感觉与他人的联系对身心健康至关重要。更重要的是，当孩子们开始感到与外界脱节时，这也会导致他们害怕去学校和其他社交场合，如聚会和课后活动。多年来，苏珊看着朋友们进入艾米丽的生活，又离开她的生活，她心碎地说道："和朋友相处真的很难，要保持参加无法预料的游戏约会或聚会，这让事情变得更加困难。过一段时间，即使艾米丽感觉很好，可以去参加生日派对了，她也不想去，她认为艾米丽在多年无法维持社会关系后患上了社交焦虑。"

对于患有慢性疼痛和疾病的孩子来说，艾米丽的挣扎很常见。研究表明，这些孩子更容易受到欺负，朋友也更少[28]。米娜（在第 7 章中描述了她的头痛问题）说："她在学校没有很多朋友，部分原因是我从来不去那里。而当我在那里的时候，我不想和任何人说话，因为我病得很厉害，或者我很累，或者这些都有。"研究还表明，除了孩子们感受到的痛苦之外，社交挑战还会产生焦虑和抑郁，妨碍他们上学和取得好成绩[29]。

安娜记得曾与一名十几岁的女孩交谈，她在学年中期因严重背痛缺课了好几天。当在物理治疗的帮助下减轻了疼痛后，她终于回到学校，然而新的社会环境让她伤心欲绝。她在安娜的办公室里哭了起来，解释说她刚开始缺课的时候，一些朋友会给她发短信，并一直保持联系，但她离开的时间越长，短信就越少。现在她回来了，似乎没有人跟她打招呼，甚至是在走廊上说声"嗨"。她说："好像我死了一样，每个人都在继续自己的生活。"同伴问题导致了轻微的抑郁，这使得她更难融入学校的日常生活。

即使朋友们保持联系，患有慢性疼痛的孩子们也可能会觉得他们之间不再有足够的共同点。"这很困难，因为不能经常外出，做朋友们想做的疯狂的事情，"米娜说，"在我头痛之前，我认识的朋友们总是谈论他们的问题，而我无法理解。这位朋友会说，'哦，上周有 3 个人约我出去，真是不容易'。我在想，'哦，我今天几乎没起床'。"米娜很庆幸她有 1～2 个好朋友，她能和他们打成一片，他们也试着理解她，但他们还是表示："很难想象 2 年来一直头痛。"

阿德里安还记得小时候自己想融入社会，并试图假装自己感觉很好，但这一努力付出了代价。他说："当你年轻的时候，你只是想和其他人一样，做一个正常的人，这是一个很大的负担，假装是一种负担。你到了那个地方，那里是你，是你，还是你。没有人理解，你也解释不清楚。你会觉得，即使在一个满是人的房间里，你也是孤独的，即使在你的家人中，你也是孤单的，因为没有人像你一样经历过这种事情，或者像你一样有恐惧感。"

许多患有慢性疼痛的孩子都经历过这种深刻的孤立感，没有简单的方法来缓解这种感觉，但有证据表明，即使是一段有意义的友谊或联系也会带来很大不同[30]。米娜和艾米丽都在夏令营中找到了朋友，这给了她们在学校经常缺乏的同伴支持。许多其他的孩子参加了慢性疼痛患儿的支持团体，并找到了志同道合的朋友。许多患者倡导基金会还为有特殊医疗需求的儿童举办夏令营。

艾米丽甚至在高中时成为男子篮球队的记分员，为自己在学校里找到了一席之地。苏珊说："她迫切地想要成为某件事情

痛在你身：如何面对孩子的身心疼痛

的一部分虽然不能参加运动队，但作为记分员，她和这些男生都成了朋友，她觉得自己有了归属感"。苏珊称之为"正常"的亮点之一，是艾米丽参加毕业舞会的时候。苏珊说："我记得我带她去商店，看着她试穿衣服，感觉这是一份很好的礼物，她要去参加舞会了，她只是没有参加那些普通的事情，那些只是平常的事。"

　　不幸的是，尽管父母尽了最大努力，可是他们无法为孩子交朋友。但他们可以帮助引导他们。他们也可以与学校的辅导员或心理学家合作，帮助孩子获得面对这些问题所需的技能和信心，并与同龄人重新建立联系。

痛苦、孤立、抑郁和焦虑的纠缠

　　尽管估计差异很大，但研究表明，高达 79% 的慢性疼痛儿童经历过焦虑，高达 43% 的儿童经历过抑郁，其中可能包括自残或自杀的想法 [31]。这些估计的差异很大，原因是我们很难评估儿童的焦虑和抑郁症状，尤其是那些患有慢性疼痛的儿童 [32]。这是因为，当孩子们除了孤独感之外，还面临慢性疼痛的折磨，父母甚至临床医生都很难区分哪些症状是疼痛引起来的，哪些症状与焦虑或抑郁有关 [33]。安娜经常与青少年的父母交谈，他们注意到自己的孩子对家庭成员越来越不耐烦，花更多的时间独处或躺在床上，但他们不确定这是孩子应对痛苦的方式，还是这是抑郁症的信号，还是这是典型的青少年行为，或者是这三种症状的结合。

在这种情况下，最好和孩子谈谈他们的感受。如果你的孩子不愿意敞开心扉，你可以和你孩子的医疗保健提供者，疼痛团队，或者咨询师（任何你可以得到的资源）谈谈。即使你的孩子有轻微的焦虑或抑郁，也应该加以解决。即使是较低水平的抑郁情绪和消极思维也会使儿童更难应对疼痛。

事实上，抑郁症和慢性疼痛的关系可能比科学家曾经认为的更密切。多亏了汇编的大量青少年数据集，我们知道抑郁症和慢性疼痛的患病率从青春期早期开始迅速上升。研究还表明，一些心理健康问题（包括抑郁和焦虑），可能早于慢性疼痛的出现，如头痛、慢性背痛和颈部疼痛 [34]。这表明，在青少年时期，抑郁和焦虑实际上可能会增加孩子患慢性疼痛的风险。

最近的其他研究强调，与抑郁症相关的遗传模式也与慢性疼痛相关，并且这种遗传重叠倾向于在家庭中聚集 [35]。换句话说，潜在的遗传因素可能使儿童易患抑郁症，也可能使儿童容易患慢性疼痛。虽然这些发现可能看起来非常消极，但它们可能有助于确定哪些儿童可以在抑郁和疼痛症状出现之前及早采取干预措施来进行预防。

消除耻辱感，改善生活

面对与慢性疼痛相关的耻辱、无知和偏见，有时会感觉像一场永无休止的战斗。因此，对家庭来说，记住他们并不总是需要参加战斗是很有帮助的。相反，它可以让孩子们大开眼界，在他们的痛苦之外寻找一些可以增强他们的依赖性和能力的东西，所有这些都是儿童和青少年时期的核心发展任务，也往往会受到慢性疼痛的阻碍。

有几种方法可以实现这些目标。如果有可能，父母可以鼓励孩子参与一些活动或兴趣爱好，如在家做饭，参加课外俱乐部，或照顾邻居的孩子等。泰拉（第 9 章讲到）非常喜欢骑马，所以可以通过骑马来控制她的 CRPS，这个活动让她的脚踝动起来，给了她一种成就感。阿德里安还记得自己在高中时曾下定决心要成为一名运动员、一名知识分子和一名吉他手。他说："我不想让镰状细胞毁了我，我想让它成为我生活中一个小元素，所以我痴迷于用其他方式来定义我是谁。"

对于许多青少年来说，在社区里找一份工作可以培养他们的自立和自信，并让他们感到自己是有价值的和被需要的，有人依赖他们也可以增加他们出勤的机会。安娜的一位慢性腿痛患者曾一度因为疼痛加重而不去上学，也不参加她喜欢的青少年团体活动，但她从没有想过要停掉她作为游泳教练的工作，每周她有 3 天在教小学生游泳。当安娜问她为什么坚持留在游泳队时，她说："哦，我永远不会停止教游泳，那些女孩还指望我。"

即使在孩子们没有精力、时间或能力去从事可能增强他们独立性的活动的情况下，父母也可以通过让孩子直接参与医疗决定，来为孩子创造机会，让他们获得自主权。对于年龄较小的孩子，父母可以让孩子选择某些方面的治疗，如戳哪个手指做血糖测试（像第 5 章提到的温迪）。对于年龄较大的孩子，父母可以在医疗预约时为孩子们创造空间，让他们为自己说话，并让他们参与治疗决策。

尽管处理慢性疼痛和与之相关的耻辱感是件非常折磨人的事情。孩子的坚韧常常会让父母感到震惊，孩子们也逐渐认识到自己是多么坚强，有些人甚至从事了相关的职业，可以分享他们的医疗知识和同情心。艾米丽现在是一名医院社工，她的工作是帮助患者管理侵入性医疗操作。米娜正在接受职业治疗师培训。阿德里安在社区里做健康讲座。泰勒（第 9 章提到）计划在大学学医，成为一名骨科医生。菲奥纳（第 10 章提到）在大学的医学预科学习神经科学，希望成为一名医生助理。

菲奥纳说："尽管我不想被脑震荡和慢性疼痛所困扰，但我真的很想知道我的大脑是如何有如此承受力的，在高中的时候，有好几次情况看起来很不乐观，我真的以为我会毕不了业，更别提上大学了！但当我能够恢复的时候，我真的想知道我的大脑是怎么做到的。"

尾　声

停止痛苦的循环

在下一代中预防慢性疼痛

当你提到你正在写一本关于孩子和痛苦的书时，你得到的反应会令人惊讶。这就像罗夏墨迹测试，测试人们对疼痛的理解。有些人认为，你说的是痛苦，但这种情况比较罕见。其他人则会立即告诉你，如果孩子碰一下脚趾头，这种痛苦他们也"无能为力"。偶尔，有人会立即告诉你，他们不赞成给孩子服用阿片类药物。然后，还有一些人不知道该说什么。"孩子疼痛？你是什么意思？这是个大问题吗？"尽管我们对疼痛有很多误解，但我们对孩子和疼痛的误解似乎更多——也就是说我们误以为，孩子不会有慢性疼痛，孩子倾向于假装他们的疼痛，暂时的疼痛不会给孩子造成任何持久的伤害。这些谬论的问题在于，疼痛其实可以给孩子造成短期和长期的损害。当成年人没有意识到或妥善处理孩子的疼痛时，这不仅会在那一刻伤害到孩子，也会为以后错误的疼痛反应奠定基础。早期疼痛如果没有得到很好的治疗（无论是由于膝盖擦伤、针刺或侵入性手术引起的），都会改变孩子的神经系统，导致未来对疼痛更加敏感，并增加患慢性疼痛的风险。大多数人，以及许多医疗专业人员，都不知道急性疼痛会如何影响儿童，而且通常很少意识到儿童慢性疼痛的影响，甚至是慢性疼痛的存在。因此，数百万儿童因疼痛管理不充分而遭受不必要的痛苦，并且高达 2/3 患有持续性疼痛的儿童成长为患有慢性疼痛的成人。作为成年人，他们通常会面临疾病的污名化和不充分的治疗，许多医疗保健提供者不理解或不相信这是一种疾病。我们必须终止这种恶性循环。我们有知识基础、工具和越来越多的研究来减轻孩子们的痛苦，防止它成为慢性疾病。不仅如此，我们更有道德和伦理义务去终止这种疼痛循环。那么，第一步是什么呢？加强教育，提高父母、医疗专业人员、教师和其他照顾儿童的成年人对疼痛的意识。疼痛，通常被称为第五个生命体征，必须从婴儿出生的第一刻开始考虑、评估和处理。为什么有育儿书籍致力于照顾婴儿的几乎每一个方面（如何帮助他们睡觉、喂奶、吃饭、说话、阅读、行为举止等），却没有书专门讨论如何帮助婴儿度过第一次经历的痛苦以及随后的痛苦？疼痛的体验不就像睡觉或吃饭一样普遍吗？当然，我们认为这是事实，而且已经被忽视太久了。我们可以为下一代改变一些事情。我们甚至不需要展望遥远的未来来想象它。如果所有的父母和儿科医生都知道放松和分散注意力的技巧，他们可以很容易地实施，以减少孩子摔倒后或接种疫苗期间的疼痛强度，将会怎么样？当一个孩子第二次或第三次头痛时，如果我们都能注意到，并给她一些简单的策略，可能会防止它们再次出现并成为残疾，将会怎么样？如果一个面对疼痛的青少年知道拿出他的智能手机或平板电脑，使用一个压力管理应用程序，可以帮助他冷静下来，减轻他的不适的严重程度，将会怎么样？这些可能性就在眼前，它们有希望改变人们的生活。我们能看到这种希望，我们希望你们也能看到。

致　谢

此书的完美呈现，离不开案例提供者的慷慨参与。感谢研究人员、临床医生，最重要的是，感谢那些与我们分享专业知识、经验和生活的家庭：我们永远感谢你们。感谢我们的经纪人劳里·福克斯，在整个出版过程中，您一直是我们坚定不移的指路明灯。我们从心底感谢您对我们和这本书的信任，感谢您的坚韧、温暖和智慧。感谢我们的编辑安德鲁·金尼，感谢您看到这本书的潜力，感谢您一路以来的编辑工作。我们也感谢哈佛大学出版社的整个团队。

除了那些值得我们共同感谢的人，还有一些特别的人，我们俩要分别向他们表达我们的谢意。

蕾切尔和安娜

在我的职业生涯和这本书的写作过程中，有很多了不起的人支持着我。首先我想感谢我的作家朋友们。感谢泰菲·布罗德瑟·阿克纳、安德里亚·林恩和安雅·霍夫曼：在我人生的关键时刻，你们每个人都以不同的、了不起的方式帮助我启动了我的自由职业生涯。谢谢你们给了我勇气去完成我想做的写作任务和项目。感谢金·布朗，迈克尔·莱维廷和乔斯林·维纳，我那些鼓舞人心、关心他人的朋友和老同学：你们的影响帮助我成了今天的记者。感谢马西·保罗和黛比·托：谢谢你的"理解"，也感谢你总是能够提供支持和周到的见解。感谢我《消费者报告》的同事：我一直很感激你们的支持、智慧和友谊。

我也要衷心感谢所有关心这本书并相信我的朋友和家人。特别感谢艾米丽·韦克菲尔德和她在康涅狄格儿童医疗中心的团队，是你们让我有机会参加他们的舒适能力研讨会（Comfort Ability workshop）。

感谢我的兄嫂大卫和裘迪，如果没有你们的爱、建议和鼓舞，我都找不到自己的人生方向。感谢我的父母埃里克和伊丽莎白，你们无条件的爱塑造了我的整个人生。爸爸，谢谢您对这本书的精辟编辑，谢谢您睿智的建议，您是我第一位也是最好的写作老师。妈妈，谢谢您永远支持我，在我迎接人生的各种挑战时，给我无数的建议，用无尽的热情支持我。感谢我的孩子们，莱恩和安妮卡：我比你们想象的更爱你们。你们是坚强、甜美、有爱心的人。感谢我的丈夫鲁斯，因为你才有了这本书。谢谢你在我工作到深夜的时候和在我周末写作的时候照顾孩子们，感谢您对本书中肯的建议；最重要的是，感谢你的幽默、耐心、冷静和爱。

感谢我的伙伴安娜，谢谢你多年前联系我，邀请我合作。我很荣幸你如此信任我，让我跟你一起完成这本书的撰写。您的专业知识、研究才能和阳光的态度是无价之宝。

蕾切尔·R. 皮奇曼

这本书是在多年来同事和朋友们的大力支持下写成的，我有幸治疗的那些疼痛患者的生活经历也启发了我。我首先要感谢托尼亚·巴勒莫博士，我的博士后导师，是他把我引入了儿科疼痛这个研究领域。感谢托尼亚，你们全力投入到帮助疼痛患儿和他们的家庭，并开展有意义的临床研究，这些都继续激励着我尽全力去帮助他们。

我是通过儿童健康疼痛（PICH）培训项目第一次接触儿科疼痛群体的，这丰富了我对疼痛的理解，这个项目让我与世界各地的同行建立了联系。我要感谢帕特里克·麦格拉思博士和艾伦·芬利创立了这个重要的项目，也感谢我多年来有幸结识的所有教员和学员。

我还要感谢我在俄勒冈健康与科学大学和其他大学的儿科疼痛和精神病学同事，尤其是艾米·霍利博士，她是我所期待合作的最好的同事、合作者和朋友。

感谢我的父母，菲利普和玛丽，感谢你们给我无尽的爱和支持，感谢你们对我的学术追求的支持。感谢你们树立榜样，教导我们对学习要保有热情、爱他人并与人为善，以及对自然世界保持好奇和敬畏。

感谢克拉、康拉德、卡米尔，你们是世界上最好的孩子。谢谢你们让我们家充满乐趣和欢乐！当我在电脑前工作太久的时候，谢谢你们总能提醒我。我爱你们。

感谢我的丈夫丹尼尔，在你身边工作是不可能的（尤其是在COVID-19 大流行期间），但还是受你影响，爱上了写作。感谢你慷慨地分享修改建议，你的文稿代理人，以及你多年的写作经验。谢谢你支持我，让我心无旁骛地花时间完成这个写作项目。

感谢我的共同作者蕾切尔，没有你，就不会有这本书！感谢你写下关于自己的痛苦生活经历，感谢你愿意和我一起跨出这一大步，感谢你在这个过程中所有的辛勤工作和耐心。

安娜·C.威尔森

痛在你身：如何面对孩子的身心疼痛

埃博思译丛：医学与文明